밥상을 다시 차리자 ②

밥상을 다시 차리자 ②

• 김수현 (약사·식생활 전문가) 지음 •

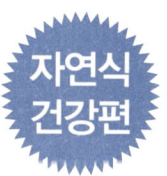
자연식 건강편

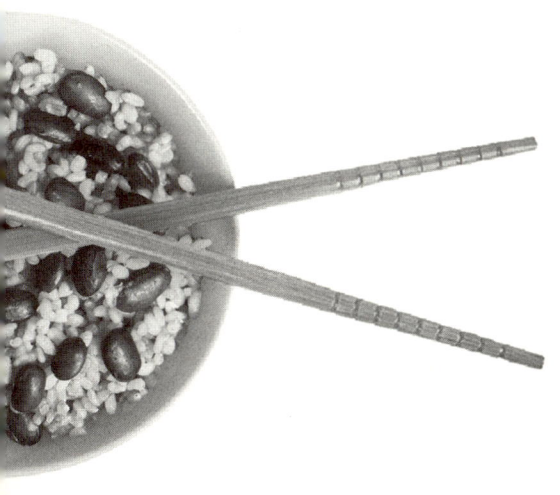

중앙생활사

| 서문 |

밥은 마음이고 사랑이고 정성이다

약에서 건강으로, 그리고 밥과 식생활에 대해서 고민하며 지낸 10여 년의 시간들 속에서 늘 놓을 수 없었던 것 한 가지를 들라면 그건 바로 아이들과 여성의 삶이다. 내게 유독 아이들에 대한 연민과 여성의 삶에 대한 관심은 지독하다.

밥의 문제를 놓고 보아도 아직도 우리 사회에서 밥상 차리는 일의 대부분은 엄마와 여성들의 손길에 의해서 이루어지고 있고, 잘못된 식생활에 의해 건강이 나빠질 수 있는 확률은 남성보다 여성이 3배나 높다고 한다. 뿐만 아니라 가족의 밥상이나 한 나라의 잘못된 식문화에 의해서 가장 피해를 보는 집단도 사회의 약자인 아이들과 여성들, 그리고 사회 빈민층들이다.

어쩌면 밥과 식문화에 대한 관심을 한시도 놓을 수 없었던 가장 큰 이유는 사회 약자에 대한 나의 지독한 연민에서 비롯되었을지도 모른다. 그래서 내가 쓴 모든 책들에는 늘 아이들의 이야기가 있고, 엄마와 여성들의 이야기가 있다. 아이와 여성, 인간의 삶으로 이어지는 이야기들은 나에게 주어진 평생의 화두이고, 나의 삶에 대한 사랑은 생명 자체의 소중함과 완전함으로 끝을 맺는다.

밥은 마음이고 사랑이고 정성이다. 엄마가 차려준 정성어린 밥을 먹고 자란 아이들은 정서적으로 안정된다. 그런 아이들은 지금 온전히 사랑받고 있는 것이다. 또한 부인이 차려준 아침밥을 먹고 출근하는 남편의 어깨에는 힘이 들어간다. 경쟁적인 현대 사회에서 이렇게도 완전하고 지독한, 그리고 절대적인 사랑과 존중과 지지를 받을 수 있을까?

그래서 밥 하나로 아이의 삶이 달라지고 남편의 삶이 달라진다. 또한 그렇게 생명을 키워내는 여성의 삶도 달라진다. 이처럼 여성은 생명을 품어내고 키워내는 대지다. 여성의 마음이 그런 대지의 마음일 때 여성은 비로소 생명으로서 완전하며, 그 완전한 생명은 자신을 비롯한 모든 생명을 키워낸다.

이런 나의 일관된 이야기들은 일면 현대 여성들에게 외면당해온 것이 사실이다. 집안일을 동등하게 분배하며 자기계발과 성취도 해야 하는 현대 여성들의 사고에 역행하는 것으로 이해되고 있기 때문이다. 하지만 밥에 대한 생각이나 의미를 부여하는 일은 결코 행위의 문제로만 판단될 수는 없는 부분이다. 음식을 준비하는 일, 주방에서 보내는 시간, 그 일과 시간에 들어가 노력으로만 계산하고 판단할 수 없는 아주 중요한 문제가 있다. 이것은 가치를 다루는 방식을 바꾸어내자는 이야기이다.

한 사람의 생명과 삶에는 다양한 가치들이 공존한다. 내 몸을 가꾸는 시간, 내 마음을 가꾸는 시간, 삶의 기본이 되는 의식주를 자립적으로 해결하는 시간, 내 삶의 보다 근본적인 정신적 가치를 추구하는 시간, 사회 외적으로 자기성취를 이루어내는 시간 등 우리 삶에서 모든 가치들은 동등하게 다루어져야 한다.

어떤 가치가 다른 어떤 가치보다 우월할 수는 없는 일이다. 또 어떤 가치가 다른 어떤 가치에 의해 희생될 수도 없다. 삶의 기본을 가꾸는 일, 먹을 것을 준비하는 일, 내가 입을 옷을 깨끗이 준비하는 일, 내가 사는 공간을 가꾸는 일들은 자기성취나 사회적 성공, 정신적 가치를 추구하는 일들로 인해 희생될 수 없는 소중한 삶의 또 다른 가치들이다. 그 모든 가치들은 나의 내부 안에서 동등한 자격으로 소중히 다루어져야 하며, 그 가치들을 다루는 방식에 대해 배울 필요가 있다. 바로 그 시작을 우리가 지금껏 소홀히 해왔던 밥상에서부터 시작해야 한다는 것이 나의 줄기찬 호소이며 열망이다.

　자신의 내부 안에서 자신의 삶의 다양한 가치들을 인정하고 동등하게 다루지 않는 한 우리는 다른 생명에 대한 가치 또한 평등과 사랑과 존중으로 대할 수 없다는 것이 성급할 수도 있는 나의 결론이다. 내 삶의 다양한 가치들을 존중하고 실현하는 일은, 우리 아이들의 삶이 부모의 대리만족을 위해 짓밟힐 수 없는 그 무엇보다 소중한 것이 되는 것이고, 나와 남편과 이웃의 삶이 서로 의지하며 공존할 수 있는 일이라고 생각하기 때문이다. 모든 생명의 가치들이 소중히 다루어지는 그 날 우리는 먼 나라 이웃의 고통도, 신음하는 자연의 파괴에도, 무수한 생명을 한 순간에 앗아가고 삶의 공간을 파괴하고 있는 전쟁의 공포 속에서도 한 줄기 빛을 찾을 수 있으리라 믿는다.

　밥을 해먹는 사람들은 어떤 시련에도 쉽게 무너지지 않는다. 밥이라는 것은 내 생명을 가꾸는 가장 기본이 되는 일이기 때문이다. 하지만 밥을 할 줄 모르거나 음식의 중요성과 의미에 대해 고민하지 않는 사람들의 삶은 현실과 괴리되어 있다. 나는 늘 밥을 통해 세상이 달라지는, 그 혁명의 순간들을 꿈꾼다. 밥을 통해 인생이 달라지고 세상이 달라지는 그 날을 꿈꾼다. 그렇게 정성으로 차려진, 모든 생명을 살려내는 밥상머리에서 온 세상 사람들이 사랑과 정성을 나누고 생명의 완전함에 눈뜨기를 바란다.

한 번도 흔들린 적 없는 나의 바람은 많은 부족함에도 불구하고 《밥상을 다시 차리자》를 1, 2권으로 내게 하는 용기로 이어졌다. 밥과 사랑, 사람과 생명에 대해 생각하는 모든 사람들이 책과 나의 부족함을 채워주기를 기대하며, 또다시 이 책을 통해 수많은 독자들을 만날 수 있기 바란다.

| 차례 |

서문 밥은 마음이고 사랑이고 정성이다 5

1장 건강한 생명의 밥상을 꿈꾸다

삶의 전환을 꿈꾸는 생명의 밥상 17
올바른 식습관 형성에 중요한 영아기 이유 20
몸과 마음의 우울증을 치료하는 자연 밥상 24
아이들의 두뇌까지 좋게 하는 식생활 27
밥은 생명 활동의 기본 30
과다한 영양이 오히려 문제 35
온가족이 함께 차리는 밥상 39

2장 잘못된 식생활이 불러온 질병들

과식과 당뇨병을 불러오는 흰쌀밥 45
슈가블루스를 야기하는 설탕 50
소화불량의 주범인 밀가루 음식 55

삼백三白 식품과 갑상선기능 저하 59
대사기능에 이상을 가져오는 육식 63
알레르기를 일으키는 단백질 67
염증을 유발하는 식용유 71
우유로 예방할 수 없는 골다공증 75
면역기능을 저하시키는 식품첨가물 79

3장 건강한 밥상에 갖는 궁금증 14가지

좋아하던 빵과 분식을 어떻게 포기하지? 85
식욕은 조절할 수 없는 것일까? 89
밥과 반찬 중 뭘 더 많이 먹어야 하지? 95
고기 먼저 먹으면 안 될까? 99
말아서 먹으면 왜 안 되지? 104
찍어 먹는 것이 왜 나쁠까? 107
어떤 물을 얼마나 마셔야 할까? 110
하루에 두 끼만 먹어도 괜찮을까? 117
숟가락으로 먹어야 하나, 젓가락으로 먹어야 하나? 122
왜 빨리 먹으면 안 되는 거지? 126

간식을 먹으면 안 될까? 129
한밤중에 먹고 싶은데 어떻게 하지? 132
왜 고개를 들고 똑바로 앉아 먹으라고 할까? 136
바쁜데 다른 일 하면서 밥을 먹으면 안 될까? 139

 건강한 몸과 마음을 만드는 밥상
— 올바른 식생활을 위한 13가지 지침

현미잡곡밥을 먹자 145
제철의 신선한 채소를 먹자 151
매일매일 콩을 먹자 155
해조류도 날마다 먹자 161
생선은 신선한 생물을 통째로 먹자 164
제철과일과 신선한 견과류를 즐기자 170
면역기능을 강화하는 버섯을 자주 먹자 173
육류, 달걀, 우유는 귀하게 먹자 176
화학조미료 대신 천연조미료를 사용하자 182
소스는 직접 만들어 먹자 185
소금 대신 천일염을, 설탕 대신 조청을 사용하자 188

정제 식용유 사용을 줄이자 191
조금씩 간단하게 조리해 작은 그릇에 담아 바로 먹자 196

 몸과 마음에 좋은 건강 레시피

통곡식의 영양 그대로 먹기 202
몸에 좋은 천연조미료 만들기 203
섬유질이 풍부한 채소류 반찬 만들기 205
고소한 콩류식품으로 다양한 반찬 맛보기 206
풍부한 바다의 영양, 해조류 섭취하기 208
밥상의 즐거움, 생선 먹기 209
버섯반찬으로 면역력 키우기 211
견과류를 반찬으로 즐기기 212
여러 가지 소스 만들기 213

 외식을 할 때는 이렇게 하자 216

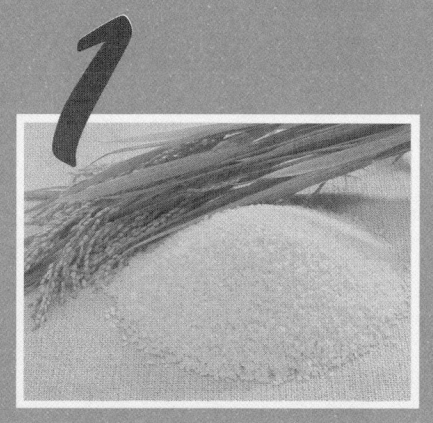

건강한 생명의 밥상을 꿈꾸다

밥은 생명 활동의 기본이다. 우리가 먹는 것으로 우리의 살과 뼈와 피가 이루어진다. 또한 우리가 먹는 것은 호르몬과 신경전달물질과 같은 화학적인 물질변화를 일으키고 우리의 감정과 정신 상태에도 영향을 미친다. 즉, 우리가 먹는 음식이 우리의 몸과 삶 전체를 이루고 좌우한다고 할 수 있다. 하지만 음식을 통한 물질의 생성과 화학적인 변화에 관여하는 것은 마음이다.

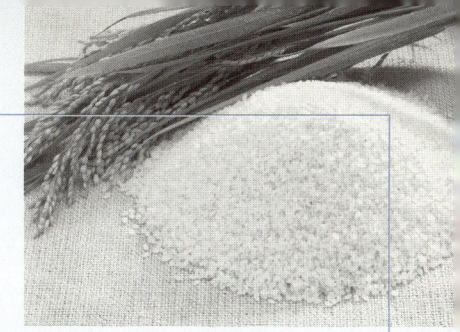

삶의 전환을 꿈꾸는 생명의 밥상

한 일간지에 앨리스 워터스Alice Waters라는 패스트푸드 추방운동가에 관한 이야기가 실린 적이 있다. "미국에서 인스턴트 음식과 호르몬 주입 쇠고기를 추방하자"는 것이 그녀의 음식문화 개선 구호였다.

그 기사는 프랑스 문화학을 전공한 그녀가 프랑스 유학 도중 '음식을 통해 세상을 바꾸는 방법'에 눈을 뜨고, 햄버거·피자·핫도그 등 패스트푸드가 판치는 미국의 음식문화가 건강에도 좋지 않을 뿐더러 가족간의 유대마저 무너뜨리는 요인이 된다고 줄기차게 비판하고 있다는 내용을 소개하고 있었다.

그녀는 제철 농수산물과 화학물질을 사용하지 않은 음식재료로 미국인들의 식탁을 바꾸고 싶다는 일념으로 여러 가지 난관을 극복하고 현재는 최고의 요리사로, 또한 식당 체인의 운영자로 명성을 날리고 있다고 한다.

> 밥상 위에 어떤 음식이 올라오는 가에 따라 아이들의 삶은 달라진다. 밥상 위의 음식을 통해 아이들은 엄마의 정성과 사랑을 느끼며 가족 간의 유대감과 안정감 속에서 건강한 삶을 살 수 있다.

고기에 주입하는 호르몬제를 비롯해 각종 식품첨가물의 최대피해자는 바로 아이들이다. 예전에 푸에르토리코 아이들이 여성 호르몬인 에스트로겐을 성장촉진제로 먹인 미국 플로리다산 닭고기를 먹고, 생후 7개월 된 아기의 젖가슴이 부풀어오르는 등 비정상적으로 2차 성징이 빨리 나타나는 현상이 2천여 명에게서 발생해 온 세상이 떠들썩했던 적이 있다.

이처럼 인스턴트식품과 육가공식품을 통해 화학물질과 성장호르몬, 항생제 등을 간접 섭취하는 것은 체중이 많이 나가지 않는 아이들에게는 특히 심각한 폐해를 가져온다. 아이들은 체중이 적게 나가기 때문에 간접 섭취한 화학물질의 농축비율이 높아질 수밖에 없다. 더구나 성장기에 화학물질을 과도하게 섭취하게 되기 때문에 문제는 더욱 커진다. 또한 자연계의 동물 중 먹이사슬의 맨 윗단계에 있는 인간이 입는 피해는 가장 심각하다.

그런데도 우리나라는 아직까지도 식품첨가물에 대한 구체적인 연구와 규제가 없는 상황이다. 뿐만 아니라 미국에서는 사육하고 양식하는 육류와 어류를 포획할 때, 1주일 전부터는 항생제와 성장호르몬제, 콜레스테롤 사료의 사용을 엄격히 규제하는 것에 비해 우리나라는 소비자를 보호하는 장치 또한 전무한 상태다.

아이들이 얼마나 콜라를 마셨는지, 얼마나 인스턴트 식품을 많이 먹었는지에 따라 보이는 육체적·정신적 건강 상태는 확연히 다르다. 콜라를 마시는 아이들, 햄버거와 피자, 치킨과 고기반찬만 좋아하는 아이들에게 엄마들은 밥상 위에 정성이 담긴 자연 상태의 음식을 마련해줘야 한다.

아이들이 산만해지고, 집중력이 떨어지고, 만성적으로 피로를 호소하고, 스트레스로 면역이 저하되고, 감기를 달고 살고, 피부염이 생기고, 두통과 식욕부진을 호소하고, 무기력한 모습을 보이는 것은 엄마의 마음과 정성이 담기지 않은 인스턴트와 가공식품을 섭취하는 것과 결코 무관하지 않다.

밥상 위에 어떤 음식이 올라오는가에 따라 아이들의 삶은 달라진다. 밥상 위의 음식을 통해 아이들은 엄마의 정성과 사랑을 느끼며 가족 간의 유대감과 안정감 속에서 건강한 삶을 살 수 있다는 사실을 잊지 말자.

"나는 단지 미국인의 식탁만을 바꾸는 것이 아니라 삶의 질 전체를 바꾸고 싶다"는 앨리스 여사의 포부는 분명 그녀만의 과제는 아닐 것이다. 그것은 갈수록 위험한 먹을거리에서 결코 자유로울 수 없는 모든 부모들에게도 공통된 숙제가 아닐까 한다.

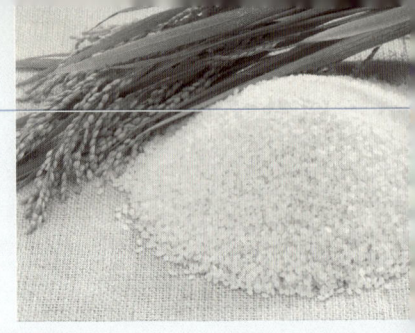

올바른 식습관 형성에 중요한 영아기 이유

우리의 올바른 식습관 형성에 영아기 이유만큼 중요한 것도 없을 것이다. 그런데 첫 아이를 키우는 엄마들은 음식의 중요성에 대해 알지 못할 뿐만 아니라, 경험 부족으로 인해 많은 어려움과 혼란을 겪게 되는 것이 보통이다. 특히 영아기 이유가 중요한 것은 돌이 지난 아이들의 식습관 형성에 절대적으로 영향을 미치기 때문이기도 하다.

첫아이를 출산하고 엄마가 된다는 것은 오로지 여성만이 경험할 수 있는 아주 신비로운 체험이다. 처음으로 엄마가 되면 내 아이가 너무나도 소중하게 느껴져 세상에서 가장 귀한 것은 모두 먹이고 싶어진다. 그러나 현실은 그런 마음이 백 퍼센트 실행되는 것을 방해한다.

얼마나 좋은지 수없이 광고해대는 분유와 우유는 결코 모유가 갖는 영양과 이점을 따라갈 수 없다. 시중에서 판매되는 이유식 또한 결코 엄마가 직접 만들어주는 이유식을 대신할 수는 없는 일이다.

 태교의 중요성은 갈수록 강조되고 있는데 반해, 아이의 식습관과 음식에 대한 취향과 선호도가 엄마의 임신 전 식습관과 임신기간 동안 섭취한 음식의 종류에 크게 영향을 받게 된다는 사실은 간과되고 있는 실정이다.

 영양에 문제가 발생하는 것은 그 순간에 영양이 부족하기 때문이 아니다. 오랜 시간 잘못된 식생활에서 비롯된 지속적인 영양의 불균형으로 인해 나타나게 되는 것이다.

 따라서 아이의 건강을 위해서는 임신 중의 영양상태 못지 않게, 임신 전 엄마의 식습관이 얼마나 잘 형성되어 영양학적으로 안정되어서 정신적으로도 안정되어 있었는지가 중요하다. 또한 비록 엄마가 임신 전과 임신 기간 동안의 식생활에 소홀했다 하더라도 일단 출산으로 세상의 빛을 본 아이에게는 그 아이의 건강을 위해 최선을 다해야 한다.

 그렇게 임신 전과 임신 중에 소홀했던 영양 문제를 만회할 수 있는 것이 바로 아이가 한 돌이 될 때까지이다. 이 시기에 충분한 모유수유와 좋은 이유식을 하면 그것을 통해 아이들은 잘 성장할 수 있는 기반을 마련하게 된다.

 보통 영아는 돌을 전후한 시기까지 모유나 조제분유를 먹게 된다. 그리고 성장속도가 빨라지면서 6개월, 몸무게가 약 7kg

이 넘는 시점에서 본격적인 이유식에 들어가며 하루가 다르게 늘어나는 영양의 수요를 채우게 된다. 하지만 이때 엄마들은 이유식을 단순히 영양을 보충하는 차원이 아니라 음식에 대한 훈련을 하는 기회라고 여겨야 한다.

대체로 3개월이 지나면 돌을 전후한 시기까지 미음 정도로 이유식을 시작해, 죽이나 밥으로 이동하면서 본격적인 식사를 하기 위한 훈련을 하게 된다. 즉 이유식을 통해 유동식에서 고형식으로 음식을 바꿔나가면서 씹는 훈련과 삼키는 훈련을 통해 하악골을 발달시키고, 구강구조를 만들어나가며, 여러 가지 자연적인 음식의 맛을 경험하고 기억하는 훈련, 위의 용적을 늘리는 훈련 등을 하게 된다. 그렇기 때문에 올바른 이유기를 넘긴 아이들은 돌이 지나 본격적인 식사를 하게 될 경우 식사를 통해 성장에 필요한 영양을 충분히 섭취하며, 자연적인 입맛 또한 유지할 수 있게 된다.

그런데 요즘 시판되는 이유식들은 젖병에 넣어 흔들어서 먹여도 상관없다고 하는데, 그래서는 이런 훈련을 제대로 할 수가 없다. 이유식을 통해 아이들이 음식에 대한 훈련을 제대로 하게 하기 위해서는 숟가락으로 떠먹여야 한다. 젖병에 시판되는 이

> 영아기에 형성된 단맛과 짠맛에 대한 기호는 유아기 전반에 걸친 식습관 형성에 관여하며, 이는 곧 유아기와 학동기까지의 성장과 면역에 영향을 미치게 된다.

유식을 넣어서 주면 씹는 훈련을 못할 뿐만 아니라 높은 설탕 함유량으로 인해 아이들이 단맛에만 길들게 되고, 여러 가지 음식 고유의 맛을 경험할 수 있는 기회를 잃게 된다. 이유식의 중요성은 칼로리와 영양소만을 섭취하는 것만이 아니라 음식에 대한 훈련을 하는 데 있다.

또한 영아기부터 아이들에게 먹이는 과자, 빵, 주스, 요구르트, 플레인 요구르트 모두가 인공감미료로 강한 단맛이 나고, 부드럽게만 만들어져 있어 영아들의 올바른 식습관 형성에 커다란 장애요인으로 작용한다. 게다가 알게 모르게 들어간 식품 첨가물의 짠맛, 나트륨염도 문제이다.

영아기에 형성된 단맛과 짠맛에 대한 기호는 유아기 전반에 걸친 식습관 형성에 관여하며, 이는 곧 유아기와 학동기까지의 성장과 면역에 영향을 미치게 된다. 따라서 영아기의 이유식을 통해 음식에 대한 적절한 훈련을 하며 올바른 식습관을 형성하는 것은 험난한 세상의 파도에 맞서 싸울 채비를 갖추는 것과도 같은 일이다.

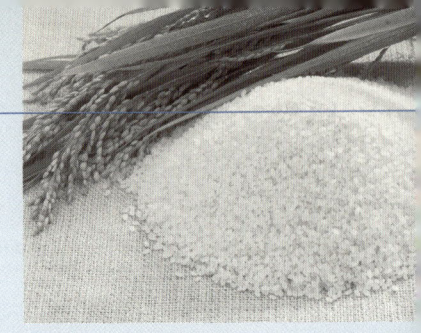

몸과 마음의 우울증을 치료하는 자연 밥상

가난하던 시절에는 아이들도 농사를 거들며 힘든 일을 하고 자랐지만, 요즘 아이들은 온실 속의 화초처럼 힘든 일이라고는 구경도 못하고 자란 세대이다. 그러니 자연 힘든 일을 하며 자란 기성세대의 눈에는 요즘 아이들이 덩치는 커도 힘도 제대로 못쓰고 한없이 나약해보이기만 하는 것도 사실이다.

그런데 이런 아이들의 나약함은 비단 육체적인 면에만 머물지 않는다. 요즘 아이들 중에는 유사 자폐, 유사 과동증, 우울증 등으로 신경정신과 치료를 받는 경우가 갈수록 늘어나고 있다. 육체뿐만 아니라 정신적으로도 약해진 것이다.

그런데 초등학교나 중·고등학교 등 외부세계와 끊임없이 교류하며 올바르게 성장해야 할 청소년기에 겪게 되는 우울증은 심각한 문제가 되기 마련이다. 아이들이 때때로 우울해하는 것을 사춘기 때 누구나 다 겪는 일이라고 치부해버리기엔 요즘 아이들의 우울증 증상은 정도를 넘어서고 있다.

우리가 느끼는 우울한 감정은 뇌가 제 기능을 하지 못해 느끼는 감정 상태이다. 또한 힘을 제대로 못 쓰는 것은 팔과 다리의 근육이 발달할 기회가 없어 에너지를 효율적으로 만들어내지 못해 나타나는 현상이다. 몸과 머리가 함께 힘을 쓰지 못하는 상태가 우울하고 힘을 못 쓰는 요즘 아이들의 실상인 것이다. 그러니 자연 아이들은 삶의 기쁨을 느끼질 못하게 된다.

이렇게 아이들이 몸도 마음도 힘을 쓰지 못하는 것을 힘든 일을 해보지 않고 곱게만 자랐기 때문이라고 치부해버릴 수만은 없는 일이다. 예전에 비해 풍요로운 환경에서 요즘 아이들이 영양이나 칼로리가 부족한 것도 아니다. 그런데도 힘을 못 쓴다는 것은 분명 아이들이 영양학적, 정신적, 육체적 부조화의 상태에 빠져 있기 때문이다.

급속한 성장과 발육의 시기에 놓여 있는 아이들에게 에너지 생산의 문제는 아주 중요하다. 신체가 소모하는 에너지는 탄수화물, 지방, 단백질과 같은 에너지원이 되는 영양소와 이를 태우는 데 필요한 비타민, 미네랄과 같은 대사 영양소, 그리고 산소, 물 등이 있어야 한다.

그런데 요즘 아이들은 설탕과 기름진 음식, 인스턴트·가공식품을 통해 칼로리는 넘치도록 섭취하고 있지만, 그것을 대사시키기 위해 필요한 비타민과 미네랄 섭취량은 절대적으로 부족하기만 하다. 또한 아이들은 학교나 학원 등에서 좁은 장소에 많은 인원이 함께 함으로써 산소결핍에 시달리고, 물을 충분히 섭취하지 않고 청량음료만을 즐겨 마셔 칼슘과 비타민을 소모시키고 있다.

이처럼 잘못된 식생활이 비타민과 미네랄 결핍으로 인한 극도의 영양불균형 상태의 힘 못 쓰는 아이, 우울한 아이들을 만들어내고 있다.

비타민은 우리 몸에 활력을 주는 영양소이다. 미네랄도 인체를 구성할 뿐만 아니라 효소의 활성을 도와 우리 몸에 활력을 준다. 활력이란 곧 에너지의 활발한 생성을 말한다.

그런데 비타민과 미네랄과 같은 중요한 영양소들은 곡식의 씨눈과 껍질을 제거하는 도정과 가공과정을 거치면 모두 잃어버리게 된다. 또한 인스턴트·가공식품, 화학조미된 음식, 청량음료는 비타민과 미네랄의 낭비를 더욱 부추긴다.

아이들의 몸과 마음에 활력을 불어넣기 위해서는 무엇보다도 우선 잘못된 식생활을 바로잡아야만 한다. 인스턴트와 가공식품으로 뒤덮인 밥상에서 벗어나 전통적이고 자연적인 밥상으로 돌아갈 때 비로소 밝고 힘 있는 아이들의 모습을 볼 수 있게 될 것이다.

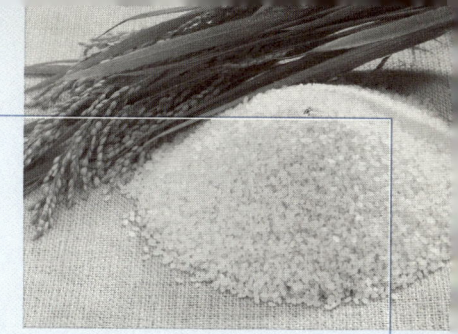

아이들의 두뇌까지 좋게 하는 식생활

우리 몸에서 뇌만큼 중요한 역할을 하는 곳도 없을 것이다. 그래서 뇌가 더 이상 기능하지 않게 되면 뇌사 판정을 내려 죽은 것으로 본다.

우리 아이들의 두뇌는 과연 얼마나 건강한 상태일까? 우선 뇌의 구조와 기능을 간단히 살펴보며 아이들의 두뇌 건강을 유지하기 위한 비결을 찾아보도록 하자.

우리의 뇌는 약 100조 개에 달하는 우리 몸의 세포를 컨트롤한다. 뇌 자체는 약 140억 개의 뇌세포로 되어 있는데, 임신 18주부터 시작해 만 18세에 이르러 완성된다. 출생시 뇌의 무게는 400g 정도이지만, 생후 8개월이 되면 800g으로 늘어나고, 8세 정도가 되면 완성된 뇌의 90% 정도가 된다.

뇌에 흐르는 혈류량은 몸 전체의 15%를 차지한다. 또한 뇌세포는 엄청난 양의 산소와 영양을 소모한다. 뇌는 하루에 약

400kcal의 칼로리를 사용한다. 뇌의 무게는 신체의 5%에 불과하지만 뇌가 사용하는 산소와 칼로리는 신체가 사용하는 양의 20%에 달한다.

또한 뇌는 하루에 100g의 포도당을 소비하고 있다. 따라서 당질을 안정적이고 지속적으로 뇌에 공급할 필요가 있다. 사람은 혈당이 떨어지면 신경질과 짜증이 나고, 불안하고 초조해진다. 또한 기억력과 집중력, 학습 능력이 저하된다. 이것은 아이들도 마찬가지이다.

> 두뇌 건강을 위해서는 우선 뇌의 에너지원 공급에 차질이 없도록 안정적인 당분과 충분한 산소를 공급해야 한다.

뇌 세포는 60%의 불포화지방산과 30%의 단백질로 구성되어 있는데, 뇌의 기능은 산화되기 쉬운 불포화지방산 섭취 문제와 관련이 있다. 좋지 않은 기름들을 섭취함으로써 산패된 지방산들과 포화지방산을 과다섭취하게 되면 뇌의 세포구성을 변질시켜버릴 수 있기 때문이다.

그리고 뇌는 구피질과 신피질로 나뉘는데, 구피질은 식욕·성욕·감정·성격을 조절하며 유전에 의해 좌우된다. 신피질은 기억력·판단력·사고력·창조력 등 고등정신활동을 조절하며 영양과 훈련에 의해 좌우된다. 뇌세포의 신경전달은 전기적 전달과 화학물질의 전달로 이루어지는데, 신경전달이 원활해야 두

뇌가 명석해질 수 있다.

이러한 뇌의 구조와 기능을 정확히 이해하면 어떻게 해야 아이들의 두뇌 건강을 유지하며 뇌기능을 저하시키지 않을 수 있는지 알게 된다.

두뇌 건강을 위해서는 우선 뇌의 에너지원 공급에 차질이 없도록 안정적인 당분과 충분한 산소를 공급해야 한다. 둘째는 뇌의 구조를 변질시킬 수 있는 좋지 않은 지방의 섭취를 삼가야 한다. 셋째는 신경전달을 원활히 할 수 있도록 비타민과 칼슘을 비롯한 미네랄을 충분히 섭취해야 한다.

안정적인 혈당은 가공과 도정을 거치지 않은 통곡식의 식사를 통해 유지할 수 있다. 그리고 인스턴트와 가공식품, 치킨, 피자, 햄버거 같은 가공기름을 사용하는 패스트푸드를 삼가면 안 좋은 지방산의 섭취도 막을 수 있다. 마지막으로 과도하게 영양을 소모하는 음식들의 섭취를 삼가고, 신선한 채소류와 해조류를 충분히 먹으면 비타민과 미네랄 문제도 해결할 수 있다.

별다를 것 없어 보이는 자연적인 식단이 아이들의 건강뿐 아니라 머리까지 좋게 한다는 사실을 믿기 어려울 수도 있다. 그러나 우리가 예전부터 먹어왔던 자연식이야말로 과학적인 식단이라는 사실을 이해한다면 이 점에 대해서도 고개를 끄덕일 수 있을 것이다.

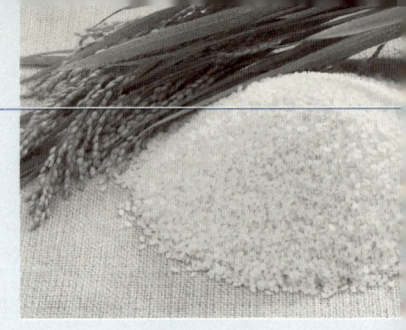

밥은 생명 활동의 기본

어른들은 "밥이 보약이다"라는 말씀을 자주 하신다. 의사의 아버지로 존경받는 히포크라테스 또한 "음식으로 고치지 못하는 병은 의사도 고치지 못한다"라고 했다.

그러나 우리는 사실 밥의 중요성을 인정하면서도 매일 먹는 밥이 병을 고칠 수 있다고 생각하지는 않는다. 밥은 허기를 면하고 활동하기 위해 먹는 것 이상으로 생각하지 않는 것이 아마도 솔직한 심정일 것이다.

질병을 치료하는 약으로서 음식이 역할을 할 수 있다면 이보다 더 경제적이고 안전한 방법은 없을 것이다. 하지만 밥이 약이라는 말은 분명 타당한 부분이 있지만, 음식의 기능적인 면만을 강조하는 측면이 있다. 우리가 매일 먹는 음식의 역할을 현대의학적 약물의 개념으로만 이해하기에는 분명 한계가 있다.

음식은 약으로서의 기능에 앞서 신체의 구조를 구성하는 재료이면서 인체의 기능을 유지할 수 있게 하는 기본적인 요소이다. 그래서 밥은 생명 활동의 기본이다. 우리가 먹는 것으로 우리의 살과 뼈와 피가 이루어진다. 또한 우리가 먹는 것은 호르몬과 신경전달물질과 같은 화학적인 물질변화를 일으키고 우리의 감정과 정신 상태에도 영향을 미친다. 즉, 우리가 먹는 음식이 우리의 몸과 삶 전체를 이루고 좌우한다고 할 수 있다.

하지만 음식을 통한 물질의 생성과 화학적인 변화에 관여하는 것은 마음이다. 음식이 우리의 몸과 정신을 만들기도 하지만, 마음에 의해 영양상태가 변하고 몸을 바꿀 수도 있다.

그러므로 먹는 것이 곧 약이 된다는 말은 일반적으로 생각하듯 음식의 기능으로서 질병을 회복할 수 있다는 의미에 그치지 않는다. 먹는 것이 약이 된다는 것은 음식을 통해 몸의 구조와 성질을 바꾸는 것에서부터 출발한다. 우리가 먹고 있는 음식이 곧 우리 몸의 체질을 결정한다. 그러니까 병에 잘 걸리는 체질이 따로 있는 것이 아니라, 병에 잘 걸리는 체질이 되도록 먹고 마시기 때문에 병에 잘 걸리는 것이다.

음식을 약으로만 이해한다면 제대로 된 음식을 먹는 일은 아픈 사람들에게만 해당하는 이야기로 받아들여질 것이다. 하지만 음식은 질병에 걸린 이후에 고민해야 할 문제가 아니라 질병에 걸리기 전에 풀어야 할 과제이다. 잘못된 식생활이야말로 질병을 일으킬 수 있는 몸의 구조를 만들고, 몸의 기능을 혼란시키는 주범이기 때문이다.

신체는 각 기관과, 기관을 이루는 조직과, 조직을 이루는 약 100조 개의 세포로 구성되어 있다. 따라서 인체의 가장 작은 단위인 세포의 건강이 곧 조직의 건강으로 이어지고, 조직의 건강은 기관의 건강으로 이어지며, 각 기관의 건강이 곧 인체의 건강으로 직결된다.

대부분의 사람들이 죽는 이유는 인체의 모든 기관이 쇠퇴했기 때문이 아니다. 어느 한 기관을 혹사시키는 생활로 인해 그 기관이 더 이상 제 역할을 할 수 없게 되면 다른 기관과의 연관성, 즉 생명의 사슬이 끊어져 죽음에 이르게 되는 것이다. 그렇기 때문에 세포 단위의 건강이 중요하고, 인체의 모든 조직과 기관이 무리하지 않고 생명이 다하는 날까지 각자의 역할을 수행할 수 있게 해야 한다.

우리가 먹는 것은 곧 신체구조를 이루는 성분이 되기 때문에 신체에 적합한 것을 먹어야만 한다. 어떤 음식이 우리 몸에 적합한지 여부는 인류가 수만 년 전부터 조상 대대로 먹어왔던 것들을 통해 확인할 수 있다. 겨우 몇십 년의 역사를 가진 현대사회가 만들어낸 검증되지 않

> 인체의 각 기관이 정상적으로 자신의 역할을 할 수 있게 하기 위해서는 우리 몸에 적합한 음식을, 몸이 원하는 방식으로, 인체의 각 기관들이 각자의 역할을 충분히 수행할 수 있도록 신경을 쓰며 섭취해야 한다.

은 먹을거리에 우리 몸을 맡긴다는 것은 너무나도 위험한 일이 아닐 수 없다.

자동차가 굴러가기 위해서는 휘발유라는 연료가 필요한 것과 마찬가지로 우리 몸을 제대로 움직이게 하는 연료는 음식이다. 또한 자동차나 가전제품이 에너지를 효율적으로 사용해야 하는 것처럼 우리 몸에서도 에너지의 효율적인 사용이 중요하다. 우리 몸에서 지속적으로 에너지를 효율적으로 사용하기 위해서는 신체의 리듬에 맞춰 음식을 섭취해야 한다.

인체의 각 기관은 모두 나름대로의 존재이유와 고유의 역할이 있다. 그래서 사용하지 않으면 그 기능이 쇠퇴하기도 하고, 과다하게 사용하면 문제를 일으키기도 한다. 따라서 인체의 각 기관이 정상적으로 자신의 역할을 할 수 있게 하기 위해서는 우리 몸에 적합한 음식을, 몸이 원하는 방식으로, 인체의 각 기관들이 각자의 역할을 충분히 수행할 수 있도록 신경을 쓰며 섭취해야 한다.

예를 들면 우리에게 치아와 턱이 있는 것은 음식을 씹어먹기 위해서이다. 또한 인간의 치아는 곡식과 채식을 하기에 알맞게 되어 있다. 그러니 통곡식과 채식 위주의 밥상을 준비해 야무지게 꼭꼭 씹어서 먹어야 한다. 씹기 위해 있는 치아를 무시하고 씹을 것도 없는 부드러운 음식만을 먹는 것은 결과적으로 우리 몸에 해가 되는 일이다.

또한 장의 고유한 운동기능과 상관없이 설사제를 먹는 것이나, 오랜 과식으로 늘어난 위를 잘라내서 식사량을 줄이려는 것과 같은 일은 인체의 각 기관들이 갖고 있는 고유한 역할을 무시하는 발상이다.

　건강한 체질이 되는 것, 질병을 이겨내고 건강한 삶을 사는 것은 모두 우리가 먹는 음식에서부터 출발한다는 사실을 알아야 한다. 매일 접하는 밥상을 건강하게 만들 때 비로소 우리의 몸과 마음도 건강해질 것이다.

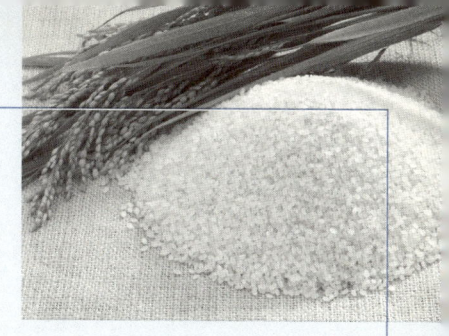

과다한 영양이 오히려 문제

전후 세대에게는 질리도록 먹었던 꽁보리밥이나 고구마밥과 옥수수죽, 시래기죽 같은 것은 기억하고 싶지도 않은 음식일 것이다. 그 시절 최고의 음식은 뭐니뭐니 해도 윤기가 자르르 흐르는 흰쌀밥과 고깃국이었지만, 그것은 일년에 한 번 구경하기도 힘든 음식이었다. 그래서 풍요를 누리게 된 지금 전후 세대들은 어린 시절 맺힌 한을 풀기라도 하듯 통곡식이나 잡곡밥을 멀리하고 육식을 과다하게 섭취하고 있다.

일반적으로 경제적으로 윤택해지면 가장 먼저 늘어나는 것이 육류의 소비라고 한다. 또한 서양인의 큰 골격과 힘을 따라가기 위해서라도 그네들처럼 육식을 해야 한다는 생각도 육류 소비를 부채질하는 한 요인이다.

점점 잡곡밥과 채식 위주의 식사가 몸에 좋다는 인식이 자리 잡아가고는 있지만, 아직까지도 고기를 대접해야 대접하는 쪽이나 받는 쪽 모두 대접 잘 했다고 생각하는 것이 현실이다.

그런데 우리가 한 가지 주목해야 할 사실이 있다. 미국 상원의 영양문제특별위원회 보고서를 통해 곤도 박사는 전쟁 경험자가 일찍 죽는 원인을 밝혔는데 그것은 바로 영양과다 때문이라는 사실이다. 전쟁시 잘 먹지 못하다가 풍요를 누리게 되면서 과다하게 섭취한 영양으로 인해 일찍 죽게 되었다는 것이다. 이처럼 성장기의 음식에 대한 기억과 습관은 이후 삶에서 영양의 균형과 건강에 큰 영향을 미친다. 다시 말해 어린 시절 식습관이 평생의 건강을 좌우하게 된다고 할 수 있다.

> 식품이라고 해서 모두 먹어도 좋은 것은 아니다. 자신과 가족의 건강을 생각한다면 밥상 위에 올리는 음식은 직접 만드는 것이 다른 그 무엇보다 중요한 일이다.

전후 세대가 못 먹었던 시절에 대한 아픔으로 인해 기름진 음식을 찾는다면, 요즘 세대는 무조건 맛있는 음식을 찾는 식도락과 같은 모습으로 맛있는 음식을 먹는 것에서 사는 즐거움을 찾기도 한다. 이래저래 미각을 유혹하는 기름지고 맛있는 음식에서 벗어날 수 없는 우리의 모습이다.

그러나 무엇을 먹는가가 내 몸의 건강과 마음의 건강을 좌우한다는 사실을 안다면, 좀더 나은 삶을 위해서라도 매일 자신이 먹는 음식들에 대해 보다 많은 관심을 가져야 하지 않을까?

특히 요즘 20~30대의 젊은 사람들은 무조건 성공하는 것만이 지상 최대의 과제인 것처럼 여기기도 한다. 그래서 먹을거리에 신경을 쓰고 먹을 것을 준비하는 시간을 아까워한다.

흔히 취미가 뭐냐고 물으면 '독서'라고 대답하는 사람이 많은데, 독서가 어떻게 취미가 될 수 있냐고 강하게 반문하는 사람들이 있다. 독서란 모름지기 인간이 살아가면서 실천해야 하는 기본 덕목 중 하나라고 생각하기 때문이다.

음식을 준비하는 것도 마찬가지이다. 음식을 준비하는 것을 단순히 요리하기 좋아하는 사람들의 취미활동 정도로만 여기고 음식 만드는 것을 싫어하는 사람들은 그냥 돈주고 밖에서 사먹으면 된다는 생각을 버려야 한다. 매일 자신과 자신의 가족의 입으로 들어갈 먹을거리에 신경을 쓰고 음식을 준비하는 것은 삶에서 가장 기본이 되고 중요한 활동 중 하나라 할 수 있다. 음식이란 사실 우리의 생존과 직결되는 문제가 아니던가.

시중에 나와 있는 휘황찬란한 수많은 요리책을 보며 지레 기죽을 필요는 없다. 또한 요리책에 나와 있는 그런 요리는 절대 만들 수 없다고 한숨지으며, 손쉽게 준비할 수 있는 인스턴트와 가공식품으로 밥상을 준비해서도 안 될 일이다.

음식을 잘 못하는 사람들은 현대 식품산업의 발달이 더없이 고맙게 느껴질지도 모르지만, 사실 그것은 빛좋은 개살구에 지나지 않는다. 현대에 등장한 각종 인스턴트와 가공식품이야말로 잔병치레가 많은 아이를 만들고, 사람들의 면역기능을 떨어뜨려 병원을 자주 찾게 하는 하나의 원인이기 때문이다. 당장은 편하고 시간도 절약되기 때문에 인스턴트와 가공식품도 괜찮다고 생각할지 모르지만 결국은 커다란 부메랑이 되어 자신에게 되돌아온다는 점을 기억해야 한다.

식품이라고 해서 모두 먹어도 좋은 것은 아니다. 자신과 가족이 건강을 생각한다면 밥상 위에 올리는 음식은 직접 만드는 것이 다른 그 무엇보다 중요한 일이다. 먹을 것에 신경쓰지 않으면서 건강을 위해 피트니스 센터에서 매일같이 운동만 하면 된다고 생각하는 것은 건강을 위해 해야 할 일의 우선순위가 바뀐 것이다.

해본 적이 없어 음식을 할 줄 모른다면 이제부터라도 하나하나 배워나가면 된다. 우선은 매일같이 먹는 먹을거리의 중요성을 깨닫는 것부터 시작하자. 굳이 요리책에 나온 요리를 흉내낼 필요도 없다. 모든 음식은 되도록 짧은 조리과정을 거쳐 자연에 가까운 상태로 먹는 것이 몸에 더 좋기 때문이다. 모르는 것을 찾아가며 알려고 하는 자세만 있으면 건강한 밥상을 차리는 것은 그다지 어려운 일이 아니다.

건강은 하루아침에 하늘에서 뚝 떨어지는 것이 아니다. 건강한 삶에 대한 지속적인 연구와 노력이 우리의 건강을 유지해준다. 그리고 그 노력의 시작은 바로 밥상이라는 점을 잊지 말자.

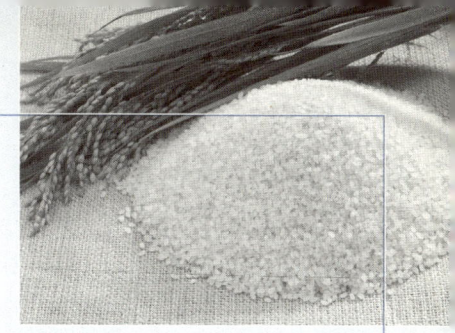

온가족이 함께 차리는 밥상

"아침에 뭘 드세요?"라는 질문에 대한 당신의 대답은 무엇일까? 아마도 "입맛도 없고, 시간도 없고 해서 간편한 걸로 대충 때워요"가 아닐까?

요즘 젊은 세대의 아침식사는 대체로 준비하기도 쉽고 먹기도 편한 빵과 콘플레이크와 우유인 경우가 많다. 밥을 먹는 경우는 거의 찾아보기 힘든 것이 현실이다. 입맛도 없고 바쁘다는 이유로 굶는 경우도 많다. 어른들이 그러면 당연히 아이들의 밥상은 어른들을 따라가게 된다.

부실한 아침식사를 한 후 아이들은 학교급식으로, 어른들은 밖에서 점심식사를 해결하게 된다. 게다가 저녁마저도 뿔뿔이 흩어져 혼자 끼니를 때우거나 아니면 온가족이 함께 외식을 하는 경우도 많다. 사정이 이러다 보니 요즘 젊은 엄마들에게는 도대체가 식사를 준비할 이유가 하나도 없다. 경제적 성공과

> 올바른 식생활과 제대로 된 밥상이 우리의 삶과 건강을 위해 반드시 해결해야 하는 부분이라면, 여기에는 남자와 여자가 다를 수 없다.

스피드만을 추구하는 현대인의 삶에서 자신이 먹을 음식을 직접 준비하는 것은 오히려 구닥다리처럼 보이기까지 한다.

그러면 이렇게 밖에서 먹지 않고 어쩌다가 집에서 먹는 경우 밥상에는 과연 어떠한 것들이 올라올까? 섬유질과 필수 영양분이 모두 제거된 흰쌀밥과 수입밀가루로 만든 음식이 판을 친다. 빵, 라면, 피자, 콘플레이크, 햄버거, 청량음료 등이 집에서도 넘쳐나고 있다. 다양한 인스턴트와 가공식품은 수입밀가루로 만들어지고, 식품첨가물 또한 다량 들어가 있다.

이처럼 밥상에서 영양이 사라져가고 있다. 조금이라도 잡곡이 섞인 밥과 김치, 멸치볶음, 콩나물무침, 달걀찜 정도 등을 밥상에 올려 하루 세 끼를 먹는 가정이라면 정말 다행인 것이다.

밥 안 먹는 아이를 밥상으로 끌어내기 위해 엄마들은 단지 먹기 좋고 맛있는 음식만을 주려 한다. 그나마 햄이나 소시지를 구워서 케첩이라도 뿌려줘야 겨우 젓가락을 들기 때문이다. 하지만 이것은 어쩌면 아이보다 엄마가 먼저 좋아하고 먹고 싶어 하는 음식은 아니었을까? 어떻게 어떻게 해서 집에서 겨우 한 끼 밥을 먹을진 모르지만 그것은 결코 더 이상 밥상이라 할 수 없는 밥상이다.

과유불급過猶不及이라는 말이 있다. 넘치는 것보다는 차라리 모자라는 것이 낫다. 모든 면에서 약간 부족한 듯 키워야 아이가 강하게 자란다. 이것은 음식에서도 마찬가지이다. 오히려 영양이 약간 부족한 상태라면 모자라는 부분을 채우면 되지만, 넘쳐나는 먹을거리를 입에서 당기는 대로 아무거나 먹어서 잘못된 식생활로 몸이 망가지게 되면 바로잡기가 힘들어진다. 인스턴트와 가공식품을 먹어서 몸 안에 쌓인 화학물질을 제거하는 것은 시간과 노력 면에서 결코 만만한 일이 아니다.

아이들의 잘못된 입맛을 따라가서 무엇이 됐든 일단 먹으면 된다고 생각하기 이전에 아이들이 오히려 배고픈 것을 체험하게 해주는 것이 중요하다. 배고픔을 경험하면 음식이 얼마나 귀중한지를 깨닫게 된다. 그리고 이런 경험은 계속적으로 음식에 대해 깊이 생각하는 기회를 마련해주기도 한다. 좋은 음식을 먹을 아이들의 권리를 결코 엄마가 순간의 편리를 위해 뺏어서는 안 될 일이다.

또한 밥상에 대한 고민은 더 이상 엄마들만의 문제로 머물러서는 안 된다. 올바른 식생활과 제대로 된 밥상이 우리의 삶과 건강을 위해 반드시 해결해야 하는 부분이라면, 여기에는 남자와 여자가 다를 수 없다. 이제는 아빠와 남편들도 '먹는 것'에 대해 주체적으로 고민하며 참여해야 할 때이다. 부부는 가정을 꾸려나가기 위해 모든 고민과 문제를 함께 해결해야 하는 동반

자가 아니던가.

　아내나 남편 모두 건강한 삶을 유지하기 위한 일에 대한 인식을 같이 해야 한다. 자신의 생명을 유지하기 위해 가장 필요한 일을 누군가에게 떠넘기고 자신은 나몰라라 하며 뒷짐지고 있는 것은 무책임한 태도이다.

　더 이상 남자가 음식에 대해 잘 알고, 이 얘기 저 얘기 하는 것을 쫀쫀하다고 생각하지 말자. 그 사람은 그만큼 음식을 통한 건강한 삶을 사는 것에 관심이 많은 사람이다.

　잘못된 식생활을 바로잡고 건강한 밥상을 차리는 데는 너와 내가 따로 없다는 사실을 기억하자. 비록 주로 아내가 시장을 봐와서 음식을 준비한다 해도 남편이 먹을거리에 대해 관심을 가져야 비로소 건강한 밥상이 차려질 수 있다. 또한 그럴 때 온전히 아이들도 생명이 숨쉬는 건강한 밥상에 기쁘게 다가올 수 있다.

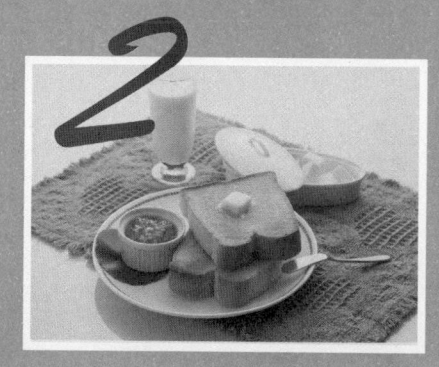

잘못된 식생활이 불러온 질병들

우리가 음식물을 통해 섭취한 영양의 흡수가 우리 몸이 처리할 수 있는 속도로 이루어지는 것이 중요하다. 그러기 위해서는 영양의 흡수를 생리적 수준으로 지속해서 조절해줄 수 있는 음식을 섭취해야만 한다. 인슐린의 과잉생산에 의한 인슐린 저항은 도정하고 정제한 음식을 과식하고, 끼니를 굶었다 폭식을 하거나, 섬유질이 결핍된 식사를 했을 때 발생한다.

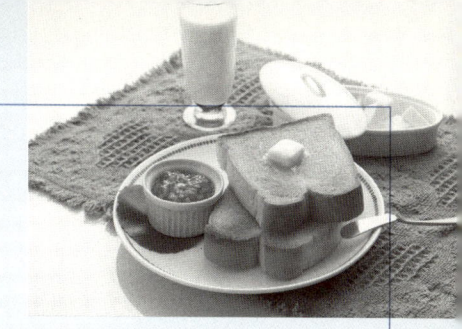

과식과 당뇨병을 불러오는 흰쌀밥

당뇨병 환자는 무엇을, 얼마나, 어떻게 먹어야 할지가 항상 고민이다. 병원에서 권하는 식이요법은 칼로리 제한에 중점을 두기 때문에 당뇨병 환자들은 병원에서 먹으라는 대로 먹었다가는 굶어죽겠다고 생각하기도 한다. 또한 병원의 식이요법을 따라 먹으면 속이 허전하고 배고픈 상태가 지속되어 음식에 대한 욕구가 줄어들지 않는다고 푸념한다. 그래서 '먹다 죽은 귀신은 때깔도 좋다'며 음식에 대한 유혹을 뿌리치지 못하곤 한다.

보통 당뇨병 환자들은 먹어도 먹어도 배가 고프고, 갈증이 나고, 소변량이 늘어나는 증상을 보인다. 이러한 당뇨병의 고전적인 3대 증상을 다식多食, 다음多飮, 다뇨多尿라고 하는데, 모든 질병의 증상이 그러하듯 이것 역시 우리 몸에 이상이 생겼음을 알리는 메시지이다.

당뇨병의 유형 중 대부분은 제2형 당뇨라고 하는 '인슐린 비

의존성 당뇨병'이다. 하지만 '소아형 당뇨병'이라 하는 제1형 당뇨 또한 엄마의 뱃속에서부터 진행된 제2형 당뇨라는 보고는 우리에게 상당한 충격을 안겨 준다.

현재 당뇨병에 걸리는 사람이 10년 뒤면 천만 명에 달할 것이라는 예측까지도 나오고 있는 상황이다. 그만큼 현대인들의 인슐린 저항성은 날로 높아가고 있는데, 이것은 당뇨병의 전조증상이기도 하다. 저혈당증이나 당뇨병은 하루아침에 걸리는 것이 아니라 오랜 시간에 걸쳐 내부 장기의 기능이 저하되면서 일어나는 문제에 의해 나타난다.

혈액 중에 인슐린이 충분히 있는데도 세포가 인슐린에 대해 저항을 보이며 당을 제대로 이용하지 못하는 이유는 무엇 때문일까? 이러한 당뇨병에 대한 해법을 찾기 위해서는 우선 식생활을 돌아봐야 한다. 현대인의 식생활은 하루가 다르게 달라지고 있다. 약 50여년 전만 해도 당뇨병은 거의 찾아볼 수 없는 병이었다. 그런데 먹을거리가 넘쳐나는 시대가 되면서 당뇨병 환자의 수가 급격하게 증가하게 된 것이다.

예전에 비해 평균수명은 길어졌지만, 사람들의 건강의 질은 오히려 떨어졌다고 할 수 있다. 오래 살

> 부드럽고 빨리 소화되는 음식들은 소장의 상부에서 급격하게 흡수가 일어나는데 이처럼 갑작스럽게 흡수된 영양소들을 처리하기 위해 신체의 기관들은 무리하게 된다.

아도 자리를 보전하고 누워 있는 노인이 증가하고 있고, 전후 세대는 각종 성인병 등으로 죽어간다. 근 20년 동안 흰쌀밥, 흰 밀가루, 흰설탕과 같이 정제한 식품의 섭취가 증가하고, 육류와 우유, 유제품의 섭취 역시 10배 이상 증가한 데서 그 원인을 찾아볼 수 있다. 조상 대대로 먹어왔던 음식이 아닌 새로운 음식에 대한 부적응과 과식이 질병의 주범이라 할 수 있다.

부드럽고 빨리 소화되는 음식들은 소장의 상부에서 급격하게 흡수가 일어나는데 이처럼 갑작스럽게 흡수된 영양소들을 처리하기 위해 신체의 기관들은 무리하게 된다. 또한 칼로리를 제한했어도 도정율이 높고 정제한 음식들도 소장의 상부에서 모두 흡수되어버리기 때문에 이후 신체는 활동에 필요한 충분한 칼로리를 지속적으로 공급받지 못하게 되어 허기짐은 계속되고, 몸은 영양분들을 분해하고 소비하기보다는 저장하고 축적하기 시작하면서 체중이 증가한다.

우리가 음식물을 통해 섭취한 영양의 흡수가 우리 몸이 처리할 수 있는 속도로 이루어지는 것이 중요하다. 그러기 위해서는 영양의 흡수를 생리적 수준으로 지속해서 조절해줄 수 있는 음식을 섭취해야만 한다.

인슐린의 과잉생산에 의한 인슐린 저항은 도정하고 정제한 음식을 과식하고, 끼니를 굶었다 폭식을 하거나, 섬유질이 결핍된 식사를 했을 때 발생한다. 이런 음식을 섭취하게 되면 갑

자기 흡수된 당분을 처리하기 위해 췌장은 인슐린을 대량으로 분비하게 되지만, 세포의 관문인 리셉터는 아직 늘어나지 않은 상황이기 때문에 당 이용을 충분히 할 수 없게 되는 것이다.

혈액 중의 당도가 높아지면 혈액의 점도는 증가하고 혈류의 순환이 떨어진다. 그러면 우리 몸은 이를 해결하기 위한 자구책으로 갈증을 느껴 물을 마심으로써 혈액을 희석하고 혈액량을 늘린다. 혈액 중에 과도하게 당분이 넘쳐나게 되면 혈관의 변성을 초래하기 때문에 신체는 어떤 식으로든 배설하려 한다. 그 과정에서 소변을 통한 당의 배설이 증가하게 되는 것이다.

인슐린 저항을 보이는 초기 당뇨병 환자들에게 무엇보다 중요한 것은 췌장의 늘어난 인슐린 분비량을 감소시켜 주는 것이다. 신체의 신경조절과 호르몬 분비는 필요와 환경에 따라 반응한다.

따라서 칼로리만을 제한하는 식사가 아닌 천천히 소화될 수 있는 섬유질이 많은 식사로 바꾸고, 식사 간격을 규칙적으로 유지해 신체에 무리가 가지 않게 하면 인슐린 분비는 정상으로 회복될 수 있다. 이처럼 우리 몸이 처한 환경을 먼저 바꾸지 않으면 어떤 질병도 치유될 수 없다는 사실을 알아야 한다.

결론적으로 말해서 당뇨병 치료에서 가정 먼저 고려되어야 할 것은 바로 식사 환경이다. 그리고 그것은 거친 밥상이어야 한다. 하얗게 도정한 흰쌀밥은 과식을 유도하고 당분의 대사를 교란시킨다. 현미잡곡밥과 같은 통곡식으로 고섬유질의 식사를 규칙적으로 할 때 우리 몸이 생리적으로 일정한 혈당을 유지해서 건강하게 살 수 있다. 거친 식사야말로 지친 췌장의 기능을 회복시켜주며 신체의 기능을 원상태로 돌려놓을 수 있는 첫걸음인 셈이다.

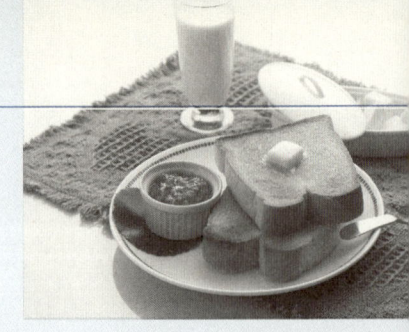

슈가블루스를 야기하는 설탕

뇌는 인간이 하루에 사용하는 열량의 20%를 사용하는 대식가이다. 또한 하루 100g에 해당하는 포도당이 일정 범위 안에서 뇌로 지속적으로 보내져야만 한다. 그래서 혈당이 갑자기 떨어지고, 그것을 회복할 만큼 외부에서 당분이 공급되지 않거나, 신체에 저장된 당분 분해를 통한 당 생성 능력이 좋지 못해 포도당이 안정적으로 뇌로 보내지지 않으면, 뇌는 극도로 불안정한 상태에 빠지게 된다.

이처럼 혈당 공급에 문제가 생겨 뇌 기능이 원활하게 유지되지 못하면, 기억력과 집중력이 떨어지고, 불안과 초조에 시달리며, 신경질과 짜증을 자주 내게 된다. 이런 성격적인 변화와 각종 심리적인 증상에서 시작해서 모든 신체의 조절 기능이 떨어져 전신의 자각증상을 호소하게 된다.

저혈당증에 의해 가장 크게 손상을 받는 조직은 뇌세포와 신경 조직, 그리고 적혈구 세포이다. 저혈당증은 초기 단계에서는 일시적인 증상이 나타나지만, 심해지면 말로 표현할 수 없을 정도의 극심한 고통에 시달리게 된다. 하지만 저혈당증은 조금이라도 음식을 먹으면 혈당이 오르기 때문에 일반 혈액검사에서는 진단되지 않는다. 그리고 검사에서 나오는 수치 자체도 미미하기 때문에 이 정도의 혈당으로 문제가 발생하리라고는 생각하지 않게 된다.

그러나 실제로 저혈당증을 앓는 사람은 그런 표면적인 수치와 상관없이 죽을 맛이기만 하다. 아무리 먹어도 배가 고프며, 식사 때를 놓치면 다리가 후들거리고 어지럽고 정신이 산만해지고 허전해서 어쩔 줄을 모르게 된다.

또 눈에서는 눈물이 나거나, 시야가 흐려지기도 하고, 검은 반점이 아른거리기도 하고, 한숨이 난다. 빛과 소리에 예민해지고, 몸에 벌레가 기어가는 듯한 느낌이 들기도 하고, 감기를 자주 앓거나, 면역기능이 저하되어 잦은 염증을 일으킨다.

이런 저혈당증을 성장하는 아이들이 앓게 되면, 산만해지고 눈빛이 통하지 않고 통제할 수 없는 상황이 되어버린다. 또한 집중력이 저하되어 학습능률이 떨어지고, 자신의 말과 행동을 본인도 이해할 수 없는 지경이 된다.

그래서 상식이 통하지 않게 되고, 비행과 폭력을 일삼아 사회 문제를 일으키기도 한다.

> 저혈당증은 결코 당뇨병의 합병증이 아니다. 오히려 당뇨병 초기, 전조 증상이라 할 수 있다. 또한 엄연히 존재하는 하나의 질병이다.

떨어진 혈당이 설탕 등 단순당질을 섭취해 급격히 수치가 올라갔다가 빠르게 떨어지는 혈당의 롤링rolling이 심해지는 것을 설탕의 롤러코스터roller coaster 현상이라 하며, 설탕으로 야기된 정신질환과 신체질환들을 슈가블루스sugar blues라고 한다.

이미 20여년 전에 미국 상원의 영양문제특별위원회 보고서에서는 미국인들의 25%가 저혈당증을 앓고 있다고 보고했다. 또한 현대사회에서 마약과 폭력이 난무하고, 도저히 상식적으로 이해할 수 없는 수많은 사건이 일어나는 원인을 저혈당증에서 찾을 수 있으며, 현재는 미국인의 40% 이상이 저혈당증을 앓고 있다는 보고도 나오고 있는 상황이다.

이것은 비단 미국만의 이야기는 아닐 것이다. 급속하게 서구화된 우리의 식생활을 돌아볼 때 우리 역시 저혈당증에서 자유로울 수는 없다.

저혈당증을 사전에 예방할 수 있는 가장 좋은 방법은 섬유질이 충분한 식사를 하고, 정제당분의 섭취를 막는 것이다. 섬유질과 필수 영양이 풍부한 식사를 위해 도정하거나 정제하고 가공한 식품의 사용을 삼가고, 자연적인 형태의 식품을 섭취하는 쪽으로 이제부터라도 식생활을 바꿔나가야만 한다.

저혈당증이 무서운 것은 단지 저혈당증에서 그치지 않기 때문이다. 저혈당증이 심해지면 결국은 당뇨병으로 발전하게 된다.

모든 신체 내의 기관은 많이 사용할수록 발달한다. 하지만 그 정도가 지나쳐 혹사하는 수준이 되면, 그 기관은 크기가 비대해지고 기능이 비정상적으로 항진되다가 결국은 그 기능을 다 하게 된다. 설탕을 많이 섭취하면 이러한 일이 췌장에서 일어나게 되는 것이다. 물론 단 한 번 단순당질을 과다섭취했다고 해서 이런 문제가 발생하는 것은 아니다. 습관화되고 생활화된 단순당질의 지속적인 과잉섭취가 인슐린을 분비하는 췌장을 혹사시키고, 계속되는 과도한 인슐린 분비로 신체는 무엇을 먹어도, 그리고 조금만 먹어도 혈당을 떨어뜨려 저혈당 상태를 만들게 된다.

이 단계를 지나 췌장의 기능이 저하되게 되면 당뇨병이 발병할 확률도 높아지게 된다. 저혈당증은 결코 당뇨병의 합병증이 아니다. 오히려 당뇨병 초기, 전조 증상이라 할 수 있다. 또한 엄연히 존재하는 하나의 질병이다.

물론 저혈당증에서부터 시작한 당뇨병 이외에도 당뇨병의 발생 경로는 다양하겠지만, 저혈당증이든 당뇨병이든 다른 어떤 질병이든 혈당을 일정하게 유지하는 일은 가장 중요하다. 안정된 혈당을 유지하기 위해서는 절대적으로 섬유질이 많은 식사, 규칙적인 식사를 해야 한다. 이것은 현대인들에게 가장 큰 문제가 되고 있는 대사 증후군에 있어 인슐린의 과잉 분비와 낭비를 막기 위한 가장 중요한 방법이라 할 수 있다.

이제 안정된 혈당을 위해서 섬유질과 영양이라고는 하나도 없는 텅빈 칼로리empty calorie인 설탕을 밥상에서 엄격히 제한해야 할 때이다.

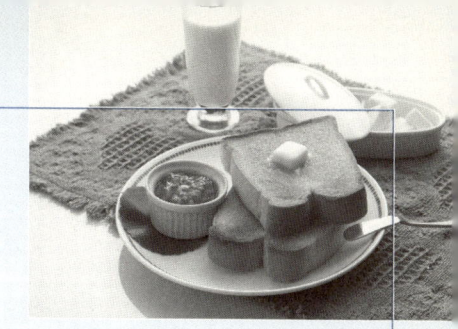

소화불량의 주범인 밀가루 음식

우리의 밥상은 지난 30여년 간 급격하게 변화해왔는데, 그 중에서도 특히 주식의 변화가 큰 부분을 차지한다. 거기에는 쌀이 부족했던 시절 정부가 국민들에게 혼식과 분식을 장려한 덕분이 크다.

우리네 조상들은 평생 쌀 서 말을 먹지 못했다고 한다. 그것은 쌀농사가 어려워 쌀의 공급이 충분하지 않았기 때문이다. 그래서 조, 수수, 기장과 같은 생육기간이 짧은 구황작물들을 심어 부족한 쌀을 대신했다. 그러니 주식은 자연 이런 거친 곡식들 위주가 되었다.

따라서 혼식을 장려하는 것은 전통적으로 잡곡밥을 먹어왔기 때문에 그다지 무리가 없는 것이었다. 하지만 여름 한 철 계절음식 정도로 먹었던 밀가루를 많이 먹도록 분식을 장려하는 것은 문제가 있는 일이다. 밀가루 음식을 많이 먹는 것은 영양과 건강상에 심각한 문제를 가져올 수 있기 때문이다.

전통적으로 우리나라의 밀은 보리와 같이 겨울을 나야 수확할 수 있는 곡식으로 생산량 또한 많지 않았고, 한여름의 서기 暑氣에 지치지 않도록 여름에 뜨거운 밀장국을 해먹거나 부추 같은 채소를 사용해서 부침이나 장떡 정도를 해먹었다.

하지만 전쟁 이후 원조 형식을 빌어 대량으로 보급되기 시작했던 미국의 잉여농산물 중 하나인 수입밀가루는 현재 우리들의 식생활에서 많은 부분을 차지하고 있다. 우리가 즐겨먹는 많은 가공식품들의 주원료는 대부분 수입밀가루이다. 또한 밀가루로 만드는 빵 또한 밥 대신 아침식탁을 차지할 정도로 일상적으로 먹는 음식이 되었다. 가만히 생각해보면 하루라도 밀가루 음식을 먹지 않는 날이 없을 정도이다.

이처럼 밀가루 음식을 일상적으로 먹게 되면 다음과 같은 몇 가지 문제가 발생할 수 있다. 우선 첫째는 안전성에 관한 것이다. 현재 시중에 유통되는 대부분의 밀가루는 수입된 것이다. 수입밀가루는 수확과 유통과정 중에 엄청난 양의 농약과 화학비료를 사용한다. 또한 수입밀가루에서는 표백제와 방부제를 비롯해 많은 양의 화학물질이 검출되고 있다. 이런 화학물질들은

> 시중에 유통되는 밀가루와, 밀가루를 재료로 만든 대부분의 가공식품은 도정과 정제과정을 거쳐 미량 영양소들이 완전히 제거되어버린 불완전한 식품이다.

우리 몸에 들어오면 직접적인 세포 손상뿐만 아니라 면역 기능을 저하시킨다. 나아가 발암물질로 작용하기도 한다.

한편 수입밀은 여름에 성장하는 곡식으로 우리가 예전에 먹었던 국내에서 겨울에 자라는 밀과 그 성질이 다르다. 또한 병충해에 약해 더 많은 농약을 사용하게 된다. 사람들이 제 나라 제 땅에서 건강하게 살아가기 위한 더 넓고 근본적인 의미의 안전한 식품의 기준은 바로 지역음식, 계절음식, 전통음식이라 할 수 있다. 따라서 수입밀가루와 그것을 원료로 만든 가공식품은 더 이상 우리에게 안전한 식품이라고 할 수 없다.

밀가루 음식을 일상적으로 먹었을 때 일어날 수 있는 두 번째 문제는 바로 영양학적인 문제이다. 시중에 유통되는 밀가루와, 밀가루를 재료로 만든 대부분의 가공식품은 도정과 정제과정을 거쳐 미량 영양소들이 완전히 제거되어버린 불완전한 식품이다. 또한 밀가루로 만들어진 빵과 과자와 같은 가공식품들에는 설탕과 버터와 소금이 많은 양 들어가 있을 뿐만 아니라, 밀가루 개량제, 수분증발 억제제, 유화제, 팽창제 등 온갖 화학물질들도 들어가 있다. 밀가루를 재료로 하는 가공식품들은 이처럼 영양이 결핍된 상태에서 더욱 복잡한 가공과정을 통해 영양의 결손을 야기하고 있다.

세 번째로 생각해볼 수 있는 것이 가공과정 중의 문제이다. 예전에 우리밀을 계절음식 정도로 먹었을 때 밀가루의 가공과

요리과정은 결코 복잡하지 않았다. 요리도 밀장국이나 부침 정도가 고작이었지만 지금은 상황이 완전히 달라졌다.

밀가루를 오래 반죽하면 글루텐이라는 거대단백질이 형성되는데, 이것은 위와 장관에서 완전히 소화되거나 흡수되기가 어려워 알레르기를 일으킨다. 또한 위와 장관의 기능을 저하시킨다. 우리나라 밀가루는 서양의 밀가루보다 글루텐 함량이 적어 끈기가 떨어지기 때문에 현재 우리밀을 사용한 국산 빵과 과자에조차도 인위적으로 글루텐을 첨가하고 있다. 이러한 단백질 첨가와 밀가루 가공식품에 첨가된 화학물질은 위장벽의 직접적인 손상을 가져오며, 영양소의 소화흡수 기능을 저하시키고, 면역기능까지 저하시킨다.

자신의 체질에 맞는다고 해서, 또는 먹기 좋고 부드럽고 맛있다고 해서, 수입밀가루로 만든 음식을 늘 즐겨먹는다면, 소화기 장애의 회복과 알레르기 치료 및 면역기능의 회복은 어려운 일이 될 수밖에 없다. 이것은 수입밀가루가 아닌 우리 밀이라도 밀가루 음식을 즐겨먹을 때는 공통된 사항이다.

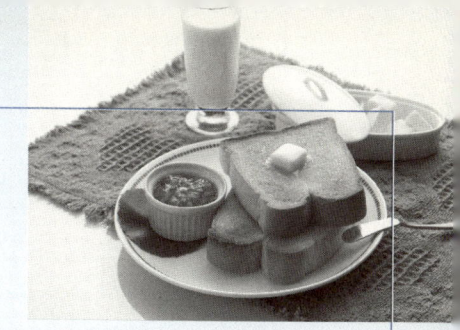

삼백三白 식품과 갑상선기능 저하

우리는 쉽게 피로를 느끼거나, 몸이 나른해지거나, 손발이 잘 붓거나, 팔다리가 저리거나, 추위를 많이 타거나, 집중력이 떨어지거나 하면 보통 몸이 안 좋아졌다고 걱정은 해도 그 원인이 평소 먹는 음식에 있을 거라는 생각은 하지 않는다. 그러나 현대인에게 나타나는 대부분의 질병은 잘못된 생활습관에 그 원인이 있다 할 수 있는데, 그 중에서도 특히 잘못된 식습관이 가장 큰 원인이라 할 수 있다.

우리의 몸은 외부환경의 변화에 적응하며 항상 일정한 생체조건을 유지하기 위해 호르몬을 분비하고 신경을 자율적으로 조절한다. 그런데 외부에서 제공되는 환경 중 식생활과 관련한 환경은 우리 몸의 내분비와 자율신경계에 큰 영향을 미친다. 특히 신체를 새로운 환경에 적응시키기 위해 내분비는 아주 민감하게 조절이 이루어진다.

> 갑상선기능이 저하되면 전신권태, 피로, 집중력 저하, 두통, 피부 건조, 부종, 변비, 땀 분비 저하, 수족냉증, 추위를 타는 증상 등이 나타난다.

신체 내에서는 물질을 분해하는 데 관여하는 이화호르몬과 물질의 합성에 관여하는 동화호르몬이 적절한 균형을 이루며 효율적인 시스템으로 물질을 이용하고 있다. 대표적인 이화호르몬으로는 갑상선호르몬을 들 수 있고, 동화호르몬은 췌장의 인슐린을 들 수 있다. 이 두 호르몬은 적절한 균형을 통해 물질을 분해하고 합성하며, 효율적으로 이용되어 신체 전체의 균형을 유지한다.

하지만 이런 균형이 깨져버리면 물질을 과도하게 분해하거나, 물질의 합성이 증가되고, 신체의 대사 속도가 느려진다. 신체 내 모든 호르몬의 분비와 자율신경계의 조절이 균형을 이룰 때만 최상의 신체조건을 유지할 수 있다. 즉 신체의 균형을 잃고 문제가 생겼다고 하는 것은 특정 호르몬의 과잉증과 결핍증이 있음을 의미하는 것이기도 하다.

흰쌀, 흰밀가루, 흰설탕과 같이 빠르게 소화흡수되는 정제된 전분질 식품을 주로 먹거나, 끼니를 거르거나 해서 폭식이나 과식을 하게 되면 우리 몸은 차츰 과도하게 흡수된 당분을 처리하기 위해 많은 양의 인슐린을 분비하게 된다. 빵과 과자, 아이스크림, 청량음료를 즐겨 먹어도 인슐린 분비량은 증가한다.

인슐린은 당분을 세포 안으로 안내하며 물질의 합성을 촉진하는 동화호르몬인데, 이러한 인슐린이 과잉분비되면 상대적으로 이화호르몬인 갑상선호르몬의 기능을 억제하게 된다. 그리고 인슐린 분비량이 증가한 만큼 신체의 대사 속도는 느려진다.

그런데 이것은 세포 수준에서의 변화이다. 갑상선기능이 정상이어서 정상적으로 호르몬을 만들어낸다고 해도, 세포는 과잉분비된 인슐린으로 인해 갑상선호르몬이 상대적으로 결핍되는 상태가 된다. 따라서 임상적으로 갑상선기능의 저하나 호르몬의 생산과 분비량이 혈액 수준에서 저하되는 것으로 확인되지 않아도, 환자는 갑상선기능 저하의 증상을 호소할 수 있다는 것이다.

갑상선기능이 저하되면 전신권태, 피로, 집중력 저하, 두통, 피부 건조, 부종, 변비, 땀 분비 저하, 수족냉증, 추위를 타는 증상 등이 나타나는데, 이것은 반드시 혈액 수준에서 갑상선호르몬이 부족할 때만 나타나는 것은 아니다. 인슐린이 과잉분비되어 세포 수준에서 갑상선호르몬이 결핍될 때도 얼마든지 나타날 수 있다.

현대인의 질병은 생활습관병이라 한다. 질병이라는 진단을 받고 못 받고를 떠나서 각종 질병의 증상이 나타나는 것은 모두 자신의 지금까지의 생활습관이 어떠했는지를 반영한다. 따라서 생활습관을 먼저 바꾸지 않으면 질병을 근본적으로 치유할 수는 없다. 특히 현대인에게 나타나는 수많은 질병의 증상들은 우선적으로 평소 어떤 식생활을 하고 있는지 점검할 것을 요구한다.

잘못된 식생활과 영양의 불균형은 호르몬 분비를 변화시키고, 자율신경의 균형을 깨뜨려 수많은 질병이 발생할 수 있는 원인을 제공한다. 특히 불규칙한 식사와 하얗게 정제된 음식의 과다섭취 등은 인슐린 과잉분비를 통해 갑상선의 기능을 저하시키는 주범이라 할 수 있다. 갑상선의 정상적 기능을 위해서, 건강한 우리 몸을 위해서는 새하얗게 정제된 음식 섭취에 주의를 기울여야만 한다.

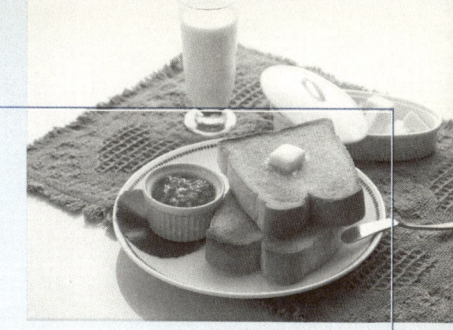

대사기능에 이상을 가져오는 육식

고기반찬만 좋아하는 아이들은 영락없이 변비 증세를 보이며 지독한 가스를 배출하곤 한다. 아이들이 고기만 먹게 되면 장의 탄력이 저하되고 장 운동 기능이 떨어진다. 또한 상대적으로 채소와 해조류, 통곡식을 통한 섬유질 섭취가 적기 때문에 변비가 더 잘 발생한다.

섬유질이 결핍된 음식은 장에서 노폐물의 배설을 더디게 하고, 고단백 식사가 만들어내는 암모니아와 같은 질소화합물의 배출을 지연시키게 되는데, 이 과정에서 간으로 흡수된 노폐물들은 해독과정을 거치며 간장을 더욱 피로하게 한다.

또한 고지방 식사는 담즙의 분비를 증가시키고, 담즙산의 과도한 분비는 장내 세균에 의해 3-메틸콜란트렌이라는 발암물질의 생성을 촉진한다.

게다가 육식의 과다섭취는 췌장의 트립신, 키모트립신과 같

> 음식물이 장벽에서 흡수되기 전에 몸밖으로 노폐물을 재빨리 제거하는 수단이 섬유질이라면, 칼슘과 같은 미네랄은 혈액 내의 산성 노폐물을 제거하는 중요한 수단이라 할 수 있다.

은 단백질 분해효소를 낭비한다. 단백질 분해효소는 모든 죽어가는 세포, 각 기관에서 분비되어 제 할 일을 마치고 난 호르몬, 외부에서 침입한 세균과 바이러스들, 항원과 항체들을 처리하는 일을 한다.

육식의 과다섭취는 이러한 작용을 하는 효소의 낭비를 부추기고, 결국에는 세포의 교체와 재생, 외부에서 침입한 이물질, 세균과 바이러스를 처리하는 일 등 신체의 불필요한 단백질을 처리할 수 있는 기능을 저하시킨다. 즉, 육류를 과식함으로써 세포의 교체와 청소기능이 방해받고, 면역기능은 저하되어 결국은 암을 유발하기에 이르게 된다. 따라서 육식섭취를 줄이는 것은 효소를 아끼고, 췌장을 살리고, 면역기능을 살리고, 노화를 막는 길이다.

육식과 관련해 또 다른 중요한 문제는 육류와 같은 고단백 식사가 칼슘의 결핍을 초래한다는 점이다. 육류의 단백질에는 유황, 인과 같은 미네랄이 많이 들어 있다. 이는 체액을 산성화시키는 주범들이다.

이러한 산성물질이 혈액을 타고 돌아다니는 것은 아주 위험한 일이므로 신체는 이러한 산성 미네랄을 혈액 중의 칼슘, 마그네슘과 같은 미네랄과 결합시켜 체외로 빨리 배출시킨다. 이처럼 인체에 유해한 물질들을 체외로 배출시키는 과정에서 중요한 영양 미네랄도 잃게 된다. 그런데 미네랄이 결핍되어 체내의 산성물질을 제거하지 못하면, 신체의 생화학 환경은 급격히 나빠지기 때문에 전반적인 신체 기능은 떨어지고 내장기관은 손상을 입게 된다.

그래서 많은 양의 칼슘이 들어 있는 식품이라도 인과 같은 산성의 미네랄 성분이 많이 들어 있다면 그 가치가 떨어진다. 그런 식품 중 대표적인 것이 우유이다. 쇠고기 100g당 칼슘과 인의 비율은 4 : 190이고, 우유는 100 : 90이다. 칼슘 함유량만을 보면 우유는 칼슘이 풍부한 식품이다. 물론 쇠고기는 칼슘에 비해 인의 함량이 50배 정도나 많기 때문에 문제가 크다. 하지만 우유도 인이 다량 들어 있기 때문에 칼슘식품으로서의 가치가 떨어질 수밖에 없다.

현재 시판되는 우유는 맛을 내고 상품가치를 높이기 위해 고온살균과 균질화 과정을 거친다. 그런데 이 과정에서 유지방과 단백질의 변성이 증가하게 된다. 또한 다량 들어 있는 인이 칼슘의 가치를 떨어뜨릴 뿐만 아니라, 가공과정 중 일어나는 단백질과 지방의 변성도 칼슘의 흡수율을 저하시킨다.

음식물이 장벽에서 흡수되기 전에 몸밖으로 노폐물을 재빨리 제거하는 수단이 섬유질이라면, 칼슘과 같은 미네랄은 혈액

내의 산성 노폐물을 제거하는 중요한 수단이라 할 수 있다.

이제는 단순히 영양의 부족이 문제인 시대가 아니라, 영양의 소화와 흡수, 대사와 배설 문제가 중요하게 다루어져야 하는 시대이다. 그래서 소화와 흡수속도가 적절하게 조절되는 식품을 섭취하고, 되도록 노폐물을 적게 만드는 식품을 섭취하며, 노폐물의 배설을 빨리 촉진시킬 수 있는 식품을 섭취해야만 한다.

요즘 아이들이 칼슘이 결핍되고, 20대의 골다공증이 40대보다 늘어나는 것은 모두 잘못된 식생활에서 비롯된 문제들이다. 그런데도 식생활은 바꾸지 않으면서 칼슘만 따로 섭취하는 것은 밑 빠진 독에 물을 붓는 것과 같다. 독의 바닥에 구멍이 나 있다면 먼저 구멍부터 막고 물을 채우는 것이 지혜로운 일이지 않겠는가.

몸 상태가 심각하다면 식생활을 바꾸는 한편 칼슘제와 같은 영양보충제나 건강보조식품 등을 별도로 섭취할 수도 있겠지만, 대부분의 경우 식생활만 올바로 바꿔도 칼슘을 더 이상 잃어버리지 않을 수 있고 부족한 칼슘도 충분히 보충할 수 있다.

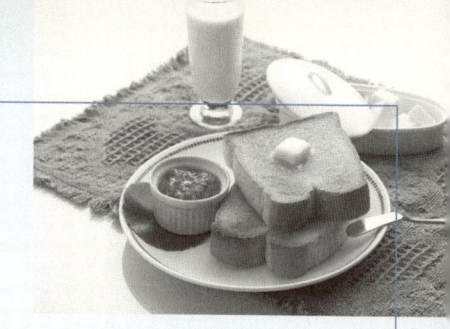

알레르기를 일으키는 단백질

흔히 21세기를 알레르기의 홍수 시대라고 한다. 가벼운 피부염을 비롯해 악성 아토피성 피부염, 알레르기 비염과 천식, 만성 중이염과 한 달이 넘어도 떨어지지 않는 감기, 그 외에도 이름모를 각종 알레르기 질환으로 고생하는 사람들이 날이 갈수록 늘어나고 있는 상황이다.

알레르기는 우리 몸의 면역반응이 민감하고 과도하게 일어나는 과정에서 발생한다. 외부에서 이물질이 침입했을 때 면역세포들이 적절한 항체를 생성하고 조절하는 것에 실패해 과잉으로 생성된 항체가 비만세포master cell에 부착된 후 항원과 결합해 히스타민 분비가 증가하면서 불쾌한 가려움증, 열감, 통증, 부종 등 각종 증상을 일으키게 된다.

현대인들의 항체를 만들어내는 능력에도 문제가 생기긴 했지만, 그보다 항원의 증가가 면역기능을 더욱 혼란하게 하는 원인이 되고 있다. 오염된 식품, 환경파괴 등을 통해 우리 몸으로 유입되는 화학물질, 즉 항원의 양이 날로 증가하고 있는 것이다. 또한 우리 몸의 소화능력이 따라가지 못할 정도의 과도한 식사 역시 신체가 음식을 완전하게 소화, 분해하는 능력을 저하시키면서 완전 소화되지 않는 음식의 성분들이 면역기능을 떨어뜨리는 역할을 한다.

우리 몸은 내 몸인 것과 내 몸이 아닌 것을 구분하는 능력을 가지고 있다. 이것이 바로 면역이다. 따라서 면역기능이 좋다는 것은 내 몸이 아닌 것이 신체 내로 유입되었을 때 그것을 빨리 제거할 수 있다는 의미이다.

우리 몸은 생존과 번식, 성장 등 생명활동을 유지하는 데 필요한 영양물질에 대해 면역반응을 일으키지는 않는다. 그러나 식품의 제조와 가공, 보존을 위해 사용되는 각종 화학물질, 과학문명의 발전으로 파생된 각종 공해물질, 도시의 미세먼지, 벽지와 페인트 등 주거환경의 오염에 의해 발생하는 화학물질, 화학농법에서 사용되는 농약과 화학비료, 중금속과 환경호르몬 등은 모두 직접적인 세포 손상을 가져올 뿐만 아니라, 간에서 대사되는 과정에서 영양을 소모하며, 면역기능에 손상을 가져오

> 위산은 단백질 소화효소인 트립신의 활성화를 돕는 펩신을 활성화시킨다. 따라서 위산 분비가 저하되면 단백질의 이용이 저하될 수밖에 없다.

기도 한다.

그러나 역시 현대인에게 증가하고 있는 알레르기 질환과 가장 밀접한 관련을 가지고 있는 것은 식생활의 변화, 그 중에서도 특히 단백질의 과잉섭취라 할 수 있다. 동양인의 위의 위산 분비능력은 육식동물의 4분의 1정도 수준에 지나지 않는다. 또한 유목생활을 하며 육류를 즐겨먹고 우유를 마시던 서양인들의 위보다 덜 발달했다.

그런데 위산은 단백질 소화효소인 트립신의 활성화를 돕는 펩신을 활성화시킨다. 따라서 위산 분비가 저하되면 단백질의 이용이 저하될 수밖에 없다. 뿐만 아니라 위산 분비가 저하된 상태에서 단백질을 과잉섭취하게 되면, 위에서 소화되지 않은 단백질은 췌장의 소화효소에 의해 분해되어야 하기 때문에 췌장이 과도하게 일할 수밖에 없다.

위산의 분비 능력 저하와 췌장의 피로, 장내 점막 세포의 손상으로 인해 완전분해되지 않는 펩타이드 형태의 단백질이 신체 내로 유입된다. 그렇게 되면 신체는 펩타이드를 이물질이 침입한 것으로 여기고 면역기능을 발동하게 된다.

알레르기 유발물질에 민감하게 반응해서 알레르기가 일어나는 경우도 있지만, 이처럼 음식물의 소화능력, 장 점막의 손상, 심리적 안정 등 신체 내의 환경에 따라 알레르기가 발현하는 경우도 있다. 또한 이런 요소들은 알레르기 발현 가능성, 정도,

횟수 등을 좌우하기도 한다.

  특히 우유의 카제인 단백질, 밀가루의 글루텐 단백질, 달걀의 에그 알부민 등은 거대단백질로 제대로 소화되지 않으며, 이런 단백질이 신체 내로 유입되면 면역기능을 발동시켜 과민반응을 일으키게도 된다. 따라서 알레르기 질환을 치료하기 위해서는 단백질을 제한해야 한다. 위장과 췌장이 적절히 휴식을 취하며 기능이 회복되어야 알레르기에서 벗어날 수 있기 때문이다.

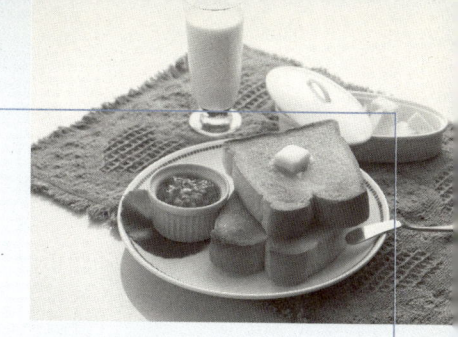

염증을 유발하는 식용유

일반적으로 포화지방인 동물성 기름은 몸에 나쁘고 불포화지방인 식물성 기름은 좋다고 생각한다. 그러나 반드시 그런 것만은 아니다.

우리 몸 안에서는 포화지방과 불포화지방이 각기 다른 고유의 역할을 하고 있다. 포화지방은 에너지를 저장하고 세포의 구조를 형성한다. 그리고 불포화지방은 세포막의 구성 성분으로서 세포의 유동성과 물질 투과성을 직접적으로 좌우한다. 또한 불포화지방은 국소호르몬, 프로스타글란딘의 원료로서 몸 안에서 아주 중요한 역할을 담당하고 있다. 이런 역할 외에도 지방은 지용성 비타민의 운반체 역할과 더불어 세포를 보호하는 쿠션과 같은 역할도 하고 있다.

그런데 문제가 되는 것은 변질된 불포화지방산은 포화지방산보다 더 몸에 나쁘다는 사실이다. 다시 말해 마가린은 버터

> 식물성 기름을 함유한 식품은 가공하거나 정제하지 않은 자연 상태의 것을 되도록 요리하지 않고 섭취하는 것이 좋다.

보다 더 나쁘다고 할 수 있다. 가공되고 정제된 기름, 산패된 기름, 마가린이나 치즈스프레드처럼 수소화시킨 지방, 트랜스화된 전이지방산들은 불포화지방산으로서의 역할을 해낼 수 없기 때문이다.

산패된 지방산을 섭취하게 되면 몸에 필요한 항산화 영양소의 양이 증가하고, 좋은 지방산에 대한 요구도 증가한다. 그 결과 우리는 더욱 더 기름진 음식을 탐닉하게 된다.

우리가 섭취하는 지방의 양은 지난 100여 년 동안 4배나 증가했고, 불포화지방산의 섭취량은 3배나 증가했다. 그런데 여기서 더 큰 문제가 되는 것은 바로 불포화지방산의 섭취 방식에 큰 변화가 있다는 점이다.

도정과 정제 기술이 발달하지 않았던 예전에 먹던 기름은 눌러 짜서 먹는 압착유였다. 하지만 요즘 우리가 먹는 식용유는 헥산hexane이라는 유기용매를 사용해 기름성분만 뽑아내고 다른 유효성분들을 제거하는 정제와 표백과정을 거친 것이다. 이런 가공 식용유는 식재료와 가공과정의 안전성 논란에서 자유롭지 못하다. 뿐만 아니라 산화지방, 전이지방의 섭취량을 간접적으로 늘려서 궁극적으로는 국소호르몬의 형성을 방해하는 작용을 한다.

식품에서 기름성분만을 뽑아서 먹게 되면 식욕을 조절할 수 없게 된다. 또한 오메가-6 지방산과 오메가-3 지방산의 섭취 비율이 깨진다. 오메가-6 지방산의 섭취가 증가하면 우리 몸 안에서는 염증을 일으키는 프로스타글라딘의 합성이 증가하고 오메가-3 지방산의 염증 억제 작용은 상대적으로 감소하기 때문에 우리 몸은 쉽게 염증에 걸릴 수 있는 상태가 된다.

우리 몸에 발생하는 모든 질병과 증상들은 염증 상태라 할 수 있다. 그러므로 변질된 식물성 기름을 섭취한다는 것은 염증을 악화시키거나 질병을 일으킬 가능성이 높아진다는 것을 의미한다. 특히 류머티스 관절염, 피부염, 신장염, 심장병, 망막 질환을 앓고 있는 사람들의 경우 그 피해가 더 크게 나타날 수도 있다.

또한 프로스타글라딘은 국소호르몬인데, 본래 국소호르몬은 세포 단위에서 국소적으로 긴박하게 환경에 적응하기 위한 신체의 방어기능 작용을 한다. 그런데 이러한 국소호르몬의 합성에 문제가 생기게 되면 자율신경계가 교란되고 면역기능이 저하될 수 있다.

따라서 식물성 기름을 함유한 식품은 가공하거나 정제하지 않은 자연 상태의 것을 되도록 요리하지 않고 섭취하는 것이 좋다. 또한 가공정제 식용유보다는 압착해서 얻어낸 참기름, 들기름이 더 좋다. 그리고 참기름, 들기름보다는 참깨나 들깨의 형태로 먹는 것이 더욱 좋다. 견과류도 껍질째로 보관해두었다가 바로 까서 먹는 것이 좋다. 볶아서 소금을 뿌린 땅콩이나 아몬드같은 견과류 가공식품은 피해야 한다. 또한 기름에 재워서 구운 뒤 오래 보관한 김, 튀김을 하고 남은 기름 등은 사용하지 않는 것이 좋다.

 고온에서 튀기거나 요리한 음식의 섭취는 피하고 먹기 직전에 참기름, 들기름, 혹은 참깨, 들깨, 견과류 등을 첨가해서 먹는 요리방법으로 바꾸어 나가면 염증에서 벗어나고 정상적으로 환경에 적응하는 능력, 면역기능을 유지할 수 있게 된다.

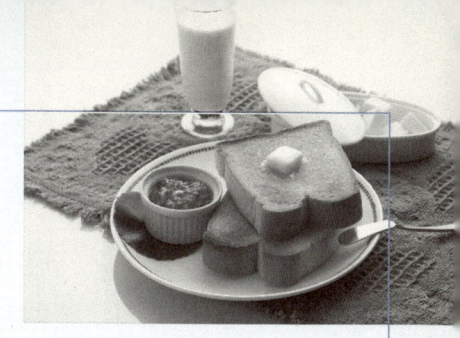

우유로 예방할 수 없는 골다공증

우유의 섭취와 관련해서는 보다 더 깊이 생각해볼 필요가 있다. 동양인의 85%는 유당을 분해하는 소화효소가 없어 우유를 마시면 복통, 설사, 가스발생과 같은 유당불내증을 보인다. 그런데도 많은 사람들이 우유를 꼭 마셔야 한다고 생각한다. 우유는 완전식품이고 칼슘을 충분히 보충할 수 있다고 여기기 때문이다.

그러나 한번 생각해보자. 어떤 포유동물도 이유기가 지나고 난 후에 제 어미의 젖을 먹지는 않는다. 인간의 경우도 인체에서 분비되는 소화효소 중 유당을 분해하는 락타아제가 이유기가 지나고 나면 퇴화한다. 이것은 이유기가 지나면 우유를 통해 영양을 보충할 필요도 없고 우리 몸이 그것을 원하고 있지도 않다는 것을 반영하고 있는 것이라 할 수 있다.

또한 지금 우리가 마시고 있는 우유는 추억과 동화 속에 나오는 풀 먹은 소에서 바로 짜낸 생명력 넘치는 우유가 아니다. 현재 우리가 마시는 우유는 완전 가공식품이다. 소들은 농약과 화학비료에 절은 곡물사료를 먹고 있고, 부드러운 육질을 만들어 내기 위해 밀집된 공간에서 활동에 제한을 받으며 사육되고 있다. 미국 젖소의 60%는 유선염과 유방암에 걸려 있다고 한다.

그래서 현재 우리가 소에게서 얻는 우유와 고기는 예전과는 안전치 달라져 포화지방이 40%에 이르는 식품이 되어 버렸고, 항생제와 성장호르몬제를 비롯해 검출되는 화학물질만 해도 60여 가지에 이른다고 한다. 또한 우유는 살균, 균질화, 가공과정을 거치며 영양성분 중 많은 부분을 잃고 변질된다.

> 우유를 통해서만 칼슘을 보충할 수 있고, 또 보충해야 한다는 생각을 버려야 한다. 성인들 중 대부분은 굳이 우유를 통해 칼슘을 보충할 필요가 없다.

식품 속의 화학물질들 중에는 간에서 대사되는 과정 중에 영양을 소모하고 직접적으로 간과 뇌, 신장의 기능을 저하시키거나 파괴하는 것도 있다. 우유의 거대단백질 카제인은 위에서 레닌에 의해 응고되고 칼슘과 결합되어 파라 카제인 칼슘이라는 불용성의 침전물을 만들어 칼슘의 흡수율을 저하시킨다. 뿐만 아니라 카제인은 장에서 알레르기 물질을 만들어 국소호르몬인 프로스타글라딘의 합성을 방해하는데, 이로 인해 즉각적인 환경의 변화에 적응하기 어려운 상태가 되면 자율신경과 면역기능이 저하된다.

또한 우유의 풍부한 칼슘은 우리 몸에 충분히 흡수되지도 않는다. 게다가 과잉의 칼슘은 마그네슘, 아연, 철분 등과 같이 비슷한 이온 크기를 가진 미네랄의 흡수를 방해해서 또 다른 유형의 영양 결핍을 일으킬 가능성이 있다. 또한 흡수되지 않은 칼슘은 장으로 내려가 장 내의 알칼리도를 높여 유해균이 증식하기 좋은 환경을 제공한다. 그러면 장 내 생태계 미생물의 균형이 깨져 유해물질이 많이 생성되고 노폐물의 배설은 지연되어 대장질환이 증가하게 된다.

여성에게서 폐경기를 전후해 칼슘이 몸에서 빠져나가고 뼈에서 소실되는 것은 자연스러운 노화현상이라고 할 수 있다.

대부분 뼈 속에는 칼슘이 저장되어 있지만, 보다 더 중요한 칼슘의 작용은 혈액의 산과 알칼리 균형을 유지하는 것이다. 육식 위주의 식사, 정제 당분의 다량 섭취, 스트레스 등은 혈액을 산성화시켜 뼈에서 칼슘을 끌어내는 골 흡수 작용을 가속화시킨다.

그런데 문제는 여기서 끝이 아니다. 뼈에서 빠져나온 많은 양의 칼슘은 혈액의 항상성 유지에만 기여하지 않는다. 대량으로 혈액 중에 녹아나온 칼슘은 조직에 쌓이게 되어 신체의 전반적인 기능을 저하시킨다. 게다가 세포 내에 마그네슘과 칼륨이 결핍되어 있다면 더욱 더 세포 내 칼슘 저류를 일으켜 세포 내의 모든 생화학반응 속도는 느려지고, 신체는 칼슘 침착에 의한 경화와 염증과 통증을 앓게 된다.

 이제 우유를 통해서만 칼슘을 보충할 수 있고, 또 보충해야 한다는 생각을 버려야 한다. 성인들 중 대부분은 굳이 우유를 통해 칼슘을 보충할 필요가 없다. 우유를 통한 칼슘의 보충보다 중요한 것은 칼슘의 배설을 촉진하는 산성식품들의 섭취를 줄이는 것이다. 충분한 채식 위주의 식사는 세포 내의 마그네슘과 칼륨의 저류를 도와 세포 안의 생화학 반응을 원활히 촉진시키고 모든 생리기능을 활성화시킨다.

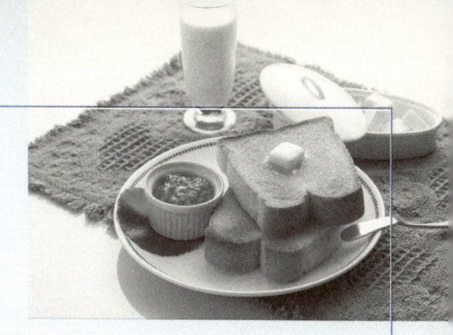

면역기능을 저하시키는 식품첨가물

사람이 먹고, 자고, 생각하고, 행동하고, 성장하고, 발육하고, 아이를 낳아 기르는 등 생명과 건강을 유지하며 성장을 하거나 종족 번식의 기능을 유지하는 생명활동을 지속하기 위해서는 영양이 필요하다. 생명활동을 지속하는 데 사용되는 물질을 영양소 혹은 영양물질이라 하는데 우리는 음식을 통해 이것들을 섭취하게 된다.

하지만 가공식품의 제조나 보존, 유통을 위해 첨가되고 있는 향료, 색소, 감미료, 살충제, 방부제 등은 인간의 생명활동과 아무런 관련이 없다. 이처럼 가공식품에 사용되는 향료, 색소 등을 식품첨가물이라고 하며 화학물질로 규정한다. 그래서 이런 물질을 사용하는 식품을 자연식품에 반하는 가공식품이라고 한다.

인체는 수백, 수천 년간에 걸쳐 영양물질을 이용하는 방법을

> 어떤 식품첨가물도 신체의 생명활동을 유지하기 위해 필요한 영양물질이 아니기 때문에 외부에서 들어온 화학물질들은 일단 간에서 대사되는 과정에서 영양소를 소모하고 간의 기능을 저하시킨다.

터득해왔다. 그리고 그와 관련된 정보는 유전자에 기록되어 있다. 하지만 최근 2~30년간 갑작스럽게 대량으로 사용되고 있는 화학물질은 인간의 처리능력에 혼란을 가져오고 있다.

식품의 대량생산을 위해 사용되고 있는 농약과 화학비료도 역시 인간의 생명활동과는 전혀 관련이 없는 것이나. 농약을 사용한 식품을 통한 농약의 체내 유입뿐만 아니라 인스턴트, 가공식품, 청량음료 등을 통해 간접 섭취하고 있는 식품첨가물의 양은 날로 늘어만 나 안전한 사용권장량의 기준을 훨씬 넘기고 있으며 복합오염의 문제까지 일으키고 있다. 약물도 인체의 입장에서 보면 영양이 아닌 화학물질이다. 따라서 질병을 치료하기 위해 복용한 약물이 인체 내에서 적절하게 사용되지 않으면 또 다른 문제를 야기할 수 있다는 이야기이다.

여러 화학물질을 함께 사용했을 때 체내에서 일어날 수 있는 화학반응에 관한 정보는 거의 없는 상황이다. 또한 사람마다 가공식품에 대한 의존도는 천차만별이기 때문에 사용권장량 이상을 훨씬 웃도는 섭취를 하고 있는 경우도 많다 할 수 있다.

식품의 표백과 살균을 위해 어묵, 건어물, 건조과일, 과자, 껍질 벗긴 연근, 샐러드 등에 사용되고 있는 아황산나트륨은 천식을 유발할 수 있는 물질이다. 그런데 정부의 관련기관이나 일부 영양학자들은 사람들이 섭취하는 총섭취량은 낮은 편이기 때문에 크게 걱정하지 않아도 된다고 한다.

마찬가지로 천식, 호흡곤란, 안면마비, 근육경색을 일으킬 수 있는 글루탐산나트륨(MSG)으로 대표되는 화학조미료 역시 인체 실험 중에서 부작용이 입증되지 않았다고 해서 그로 인한 피해가 일축되고 있는 상황이다.

당뇨병 환자에게 권장되고 있는 강한 합성감미료인 사카린은 동물실험에서 방광암을 일으켰지만, 인간의 방광은 사카린에 대한 감수성이 낮다는 이유로 사용이 허용되고 있다. 또한 아스파탐과 사이클라메이트와 같은 합성감미료 또한 편두통과 두드러기, 시력장애 등을 일으킬 수 있다는 보고에도 불구하고 당뇨병 환자의 식이요법에 이용된다. 이처럼 편의적, 경제적인 이점을 들어 오히려 화학물질로부터 안전해야 할 환자에게 더 그 사용이 권장되고 있는 실정이라 할 수 있다.

하지만 어떤 식품첨가물도 신체의 생명활동을 유지하기 위해 필요한 영양물질이 아니기 때문에 외부에서 들어온 화학물질들은 일단 간에서 대사되는 과정에서 영양소를 소모하고 간의 기능을 저하시킬 뿐만 아니라 혈액으로 방출되어 온 몸을 돌아다니는 동안 면역세포를 지치게 하고 뇌를 비롯한 신체의 특정세포에 손상을 줄 수 있다는 사실을 알아야 한다.

인간의 몸 안에서 일어나는 신비로운 작용은 아직 모두 밝혀지지 않았다. 현재까지 과학이 밝혀낸 사실은 아주 작은 부분에 지나지 않는다. 따라서 지금까지 밝혀낸 것들에만 의존해 식품첨가물을 섭취해도 괜찮다고 생각해서는 안 될 것이다. 어떤 질병을 앓고 있는 환자이건 간에 화학물질, 식품첨가물들이 가득 들어 있는 인스턴트, 가공식품의 섭취는 삼가야만 한다.

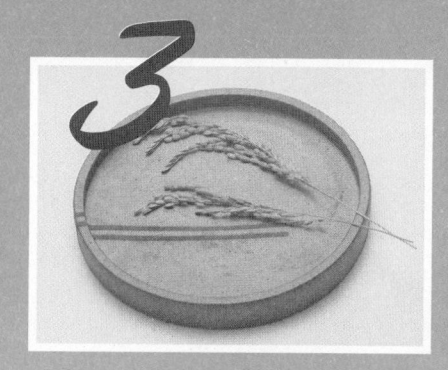

건강한 밥상에 갖는
궁금증 14가지

평소 즐겨먹는 음식을 자연 상태의 음식으로 바꾸고 규칙적으로 식사를 하면서 자신의 식욕의 변화와 음식의 섭취량이 어떻게 달라지는지 관찰해보라. 사람마다 생활하는 방식이 다르기 때문에 그에 따른 에너지 소모도 다를 수밖에 없는다. 따라서 자신에게 잘 맞는 식생활과 식습관이 어떤 것인지 가장 잘 알 수 있는 사람은 결국 자기 자신이다.

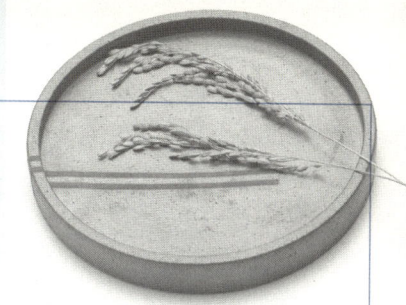

좋아하던 빵과 분식을 어떻게 포기하지?

우리는 때로 샌드위치나 햄버거로 간편하게 한 끼 식사를 하고 싶어한다. 혹은 라면이나 자장면, 칼국수나 스파게티가 먹고 싶기도 하다. 허기진 배를 채우는 데 밥을 먹는 거나 간편한 분식 위주의 식사가 크게 다르지 않다고 생각하기 때문이다. 어렸을 적에도 늘 먹어왔던 식품들이기 때문에 분식으로 한 끼 식사를 해결하는 것이 그리 낯설지 않다.

하지만 분식 위주로 식사를 자주 하다 보면 반드시 문제가 생길 수밖에 없다. 밥을 할 때 밥에다 설탕과 버터와 소금과 개량제와 유화제와 글루텐과 같은 첨가물들을 넣는 사람은 없다. 하지만 빵을 만드는 데는 보이지 않는 설탕과 버터와 마가린, 각종 화학첨가물들을 넣어야 한다. 그런 것들이 들어가지 않으면 빵이 만들어지질 않는다.

빵을 즐기는 사람들은 자신도 모르는 사이에 각종 화학물질

> 도정하지 않은 완전 통곡식, 현미 잡곡밥이 아니라고 해도 밥을 먹어야 한다. 밥을 먹는 사람은 건강하다.

에 노출되고, 첨가물들의 강력한 자극에 의해 거의 중독 상태에 이르게 된다. 때문에 빵을 좋아한다는 것은 단순히 취향의 문제 이상의 의미를 갖는다. 빵을 좋아하는 사람은 달고 기름진 것에 중독된 상태라 할 수 있으며, 씹기를 포기한 식사 행위에 길들여져 있다고 할 수 있다.

게다가 시중에 유통되는 밀가루들은 대부분 정제, 표백된 수입밀가루로 각종 농약과 화학물질에 노출된 식재료이다. 우리나라의 밀이 겨울을 나는 곡식인 것에 비해 수입밀은 여름에 자라 각종 농약에 쉽게 노출된다. 또한 글루텐 함량도 높아서 알레르기를 많이 일으키는 식품이기도 하다. 예로부터 우리밀은 글루텐 함량이 적어서 쉽게 부풀지 않아 여름 한철 밀장국이나 술빵 정도를 해먹는 정도였다.

결론적으로 말해 빵을 먹는 사람과 밥을 먹는 사람의 건강은 분명한 차이를 보인다. 밀가루가 체질에 맞는 사람이 있다고 해도 그것은 위가 불편해지지 않는 정도에서 의미가 있는 이야기이다. 섬유질과 각종 영양이 제거되고 알레르기를 잘 일으킬 수 있는 밀가루 음식을 자주 먹는다는 것은 장기적으로 볼 때 반드시 문제를 일으키게 된다.

따라서 빵은 어쩌다 한번 먹는 음식이 되어야 한다. 결코 빵이 주식의 자리를 대신할 수는 없다. 만약 빵이 먹고 싶다면 밥을 먹고 나서 배고프지 않을 때 한두 쪽 정도 먹는 것에 만족하도록 하자. 또한 밥을 먹고 난 후처럼 일단 허기지지 않은 상태에서 빵이 어떤 맛으로 느껴지는지 확인해보는 것도 중요하다.

현재 밥은 전 세계적으로 가장 알레르기를 일으키지 않는 식품으로 평가되고 있다. 빵을 주식으로 하던 나라의 사람들도 이제 쌀을 먹기 시작했다. 우리는 '쌀'이라고 하면 백미를 떠올리지만, 그들에게 쌀이라고 하면 도정하지 않은 쌀, 갈색 쌀 brown rice, 현미를 의미한다. 그리고 백미를 먹는 우리를 보고 그들은 모든 영양과 생명력이 씨눈과 껍질에 있는데 그것을 없애고 먹다니 이해가 안 된다고 말한다. 그래서 그들은 우리가 먹는 흰쌀은 '누드 라이스 nude rice'라고 한다.

하지만 비록 누드 라이스인 흰쌀을 먹는다 해도 여전히 밥은 중요하다. 밥을 먹는데도 위장에 문제가 발생하는 사람은 찾아보기 힘들다. 우리는 병이 나면 죽을 먹는다. 또 엄마젖이 나오지 않으면 밥 미음을 끓여 아이들을 키운다. 반면 빵과 분식으로 인해 위장기능이 저하되는 경우는 많다. 음식의 소화가 본격적으로 일어나는 위는 음식의 종류만 바꿔줘도 떨어졌던 기능이 회복되는 것을 볼 수 있다.

우리는 밥을 먹어야 한다. 도정하지 않은 완전 통곡식, 현미 잡곡밥이 아니라고 해도 밥을 먹어야 한다. 또한 되도록 적게

건강한 밥상에 갖는 궁금증 14가지

도정한 쌀을 먹도록 노력해야 한다. 밥을 먹는 사람은 건강하다. 한두 차례 어쩌다 빵과 분식을 먹는다고 해서 질병에 걸리는 것은 아니다. 평소 어떤 것을 좋아하고 어떤 것을 즐겨 먹느냐 하는 습관이 질병을 가져온다.

수천 년 동안 거친 곡식에 길들여진 우리의 몸은 현재도 역시 그런 음식을 원하고 있다. 음식은 우리 몸과의 관계 속에서 비로소 진정한 의미를 갖게 된다. 건강은 우리 몸이 모든 음식과 좋은 관계를 맺을 때 유지할 수 있는 것이다. 하루 세 끼 밥을 소중히 여기고 소중히 먹는 사람은 쉽게 건강을 잃지 않는다는 사실을 기억하자.

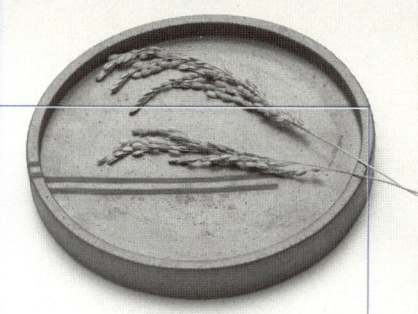

식욕은 조절할 수 없는 것일까?

식욕은 위장의 기아수축과 혈당이 떨어지고 체온이 저하되면서 생기는 생리현상이다. 또한 음식에 대한 기억과 감각기관의 자극에 의해 생기는 음식에 대한 욕구이기도 하다. 식욕을 느낄 때 우리는 음식을 먹음으로써 공복의 위가 수축하는 것을 막아 통증을 줄일 수 있고, 혈당과 체온을 올리고, 음식에 대한 갈망으로부터 벗어날 수 있다.

그러나 식욕을 느낄 때 바로바로 음식을 먹기만 하면 어떤 문제도 일어나지 않는 것일까? 중요한 건 지금 느끼는 식욕을 해소하는 것이 아니라 장기적으로 음식과 나와의 관계 속에서 균형과 조화를 이루며 건강을 유지할 수 있는가 하는 문제이다. 물론 몸에 들어온 음식은 지금 느끼고 있는 여러 자각 증상을 해소할 수 있지만, 장기적인 관점에서 식욕을 느낄 때 먹은 음식이 이후 자신에게 어떤 영향을 미칠 것인가에 대해 생각해봐야 한다. 오늘 먹은 음식은 소화와 흡수, 분배와 이용 단계를 거쳐 내일이면 노폐물로 몸에서 빠져나가야 한다.

그렇기 때문에 더욱 음식과의 관계를 잘 맺을 필요가 있다. 음식과 몸이 맺는 관계의 균형이 깨져버리면 몸에서는 깨진 균형을 유지하기 위해 특정 음식에 대한 강렬한 욕구가 생긴다.

흰쌀밥, 흰밀가루, 흰설탕과 같이 정제한 단순당분을 섭취하거나 폭식을 하게 되면 혈당의 롤링현상이 일어나게 된다. 그래서 혈당이 오르고 내려가는 과정에서 세포로의 에너지 공급이 원활하지 않기 때문에 단것과 음식에 대한 욕구가 더 강렬해진다. 따라서 적당한 양의 음식, 도정하지 않고 정제하지 않아 천천히 소화 흡수되는 음식, 자연 상태의 음식들은 식욕을 조절하는 첫 번째 장치라 할 수 있다. 배가 고파서 음식을 허겁지겁 먹었는데, 배가 부르기는커녕 더 배가 고파지거나 허기짐이 사라지지 않는 것은 모두 혈당의 롤링현상에서 비롯되는 것이다. 때문에 식욕은 음식의 종류가 결정하는 문제라고도 할 수 있다.

> 사람들이 기름진 음식을 즐겨 찾게 된 원인에는 맛도 향도 없는 무색무미의 식용유가 있다. 식용유를 사용하며 우리는 지방의 섭취를 조절할 수 없게 되었다.

또한 식욕은 부족한 영양소에 대한 신체의 갈망으로 인해 더욱 강해질 수도 있다. 초식동물인 기린이 칼슘 결핍을 해소하기 위해

동물의 살을 뜯어먹기도 하는 것처럼 몸에 필요한 영양소 해소를 위해 음식에 대한 강렬한 갈망과 식욕이 나타날 수도 있다.

평소에 빵, 과자, 부침, 기름에 볶은 것, 튀긴 음식, 길거리 음식들을 즐겨먹으며 변질된 지방산에 과도하게 노출되어 있는 사람일수록 더 기름진 음식을 찾는 것을 볼 수 있다. 이것은 기름진 음식이 가져오는 중독 증상에 가깝다. 하지만 이러한 현상이 의미하는 바는 몸에 필요한 필수지방산을 섭취하려는 신체의 욕구가 드러난 것이라 할 수 있다. 만약 기름진 음식에 대한 갈망과 욕구가 있을 때 신체가 보내주는 메시지를 제대로 파악하지 못하고 더 기름진 음식들을 즐겨먹는다면 신체의 균형은 결국 깨지고 말 것이다.

이처럼 사람들이 기름진 음식을 즐겨 찾게 된 원인에는 맛도 향도 없는 무색무미의 식용유가 있다. 식용유를 사용하며 우리는 지방의 섭취를 조절할 수 없게 되었다. 아무리 좋은 기름이라도 너무 많이 사용하면 음식이 느끼해서 많이 먹을 수가 없다. 기름은 열을 가하지 않은 형태로 먹거나 가공되지 않은 자연 상태에서 먹으면 느끼해서 많이 먹을 수 없는 음식이다. 자연 상태의 기름은 식욕을 조절하는 장치가 있다. 하지만 정제된 가공식용유는 미각신경을 조절하는 고유의 맛과 향을 내는 성분들이 모두 제거되었기 때문에 섭취량을 조절할 수가 없다.

기름은 열을 가하면 가할수록, 다시 말해 높은 온도에서 튀겨

낸 튀김일수록 더욱 맛이 있다. 그래서 한번 튀김음식에 길들여지면 끝없이 튀김음식을 탐닉하게 된다. 이처럼 가공된 기름의 섭취는 변질된 화학기름의 성분으로 인해 인체를 위협하고 있을 뿐만 아니라 탐닉성향의 증가로 과식과 비만을 부르게 된다.

정제, 가공과정 중에 모두 잃어버린 영양소들의 자리는 화학조미료와 감미료, 각종 첨가물들이 대신하게 된다. 그래서 영양소와 생명력이 결핍된 음식들은 더욱 더 음식에 대한 갈망과 폭식을 불러온다.

인간의 몸에는 항상 일정한 환경과 조건을 유지해 생체항상성을 지키려는 호메오스타시스homeostasis라는 위대한 자동조절장치가 있다. 이 자동조절장치로 인해 음식을 짜게 먹은 후에는 물을 더 먹게 된다. 그런데 가공식품에 첨가되는 화학첨가물들은 이런 장치를 마비시켜버린다.

음식은 자연 상태에 가깝게, 적절한 때에, 적절한 양만큼 몸 안에 들어와 신체의 여러 기관들과 관계를 잘 맺어야 한다. 자신의 몸과 화해할 수 있는 음식을 먹는 식사습관을 갖지 못한다면 아무리 좋은 음식이라고 해도 결코 건강은 회복되거나 유지될 수 없다.

또한 충분히 씹는 습관은 포만감을 느끼게 해 과

> 충분히 씹는 습관을 들이기 위해서는 섬유질이 풍부한 음식을 먹어야 한다. 섬유질이 풍부한 음식은 위장관에서 수분을 흡수하여 팽창하기 때문에 포만감을 준다.

식을 방지한다. 뇌의 만복중추는 식사를 시작하고 20여 분이 지나야 만족하므로 천천히 먹으면 그만큼 과식을 예방하고 소식할 수 있다. 하지만 씹을거리가 없는 음식을 천천히 오래 씹어 먹을 수는 없는 노릇이다. 설탕이 첨가된 모든 음식, 도정한 곡식은 씹을거리가 없는 음식이다.

충분히 씹는 습관을 들이기 위해서는 섬유질이 풍부한 음식을 먹어야 한다. 섬유질이 풍부한 음식은 위장관에서 수분을 흡수하여 팽창하기 때문에 포만감을 준다. 이렇게 섬유질이 풍부한 음식, 씹어 먹을 만한 음식들은 소식을 해야겠다고 별달리 의식하지 않아도 자연스레 우리를 소식으로 이끈다.

음식에 대해 주체할 수 없을 정도의 욕구가 생기면 "몸에서 당겨!"라고 말하며 변질된 음식들을 탐하는 사람들을 자주 볼 수 있다. 그러나 이것은 진정으로 자신의 몸이 보내는 메시지를 읽지 못하고 있는 것이다. 현대인들의 미각신경은 이미 둔해져서 병들어버렸기 때문에 그렇게 병든 혀에 몸에 바람직한 음식을 선택하는 판단을 맡겨버려서는 안 된다.

평소 즐겨먹는 음식을 자연 상태의 음식으로 바꾸고 규칙적으로 식사를 하면서 자신의 식욕의 변화와 음식의 섭취량이 어떻게 달라지는지 관찰해보라. 사람마다 생활하는 방식이 다르기 때문에 그에 따른 에너지 소모도 다를 수밖에 없다. 따라서 자신에게 잘 맞는 식생활과 식습관이 어떤 것인지 가장 잘 알 수 있는 사람은 결국 자기 자신이다.

  물론 누구에게나 공통적으로 중요한 식습관은 당연히 소식이다. 그런 점을 알고 있음에도 불구하고 제대로 실천할 수 없는 것은 안 좋은 음식, 변질된 음식, 불규칙한 식사습관, 심리적 동요, 정신적 과로, 과격한 신체적 활동 등으로 인해 식사량을 조절할 수 없기 때문이다. 따라서 먹을거리에 대한 의식을 전환하고 생활방식을 바꿔 지속적으로 식사량을 조절하기 위한 노력을 해야 한다.

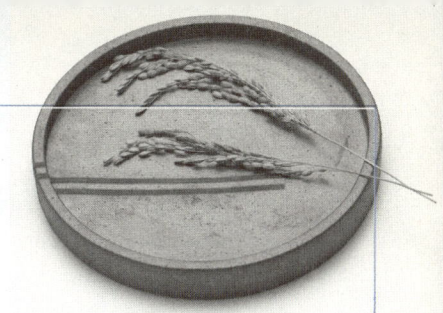

밥과 반찬 중 뭘 더 많이 먹어야 하지?

우리는 5대 영양소 가운데 특히 탄수화물에 대한 의존도가 서양에 비해 너무 높기 때문에 단백질과 지방 섭취를 늘려야 한다고 배웠다. 그래서 비타민, 미네랄뿐만 아니라 단백질과 지방 섭취를 위해서는 반찬을 골고루 많이 먹어야 한다고 알고 있다.

 탄수화물은 우리에게 살만 찌게 하는 영양소 정도로 평가되었고, 이런 현대 영양학적 입장은 밥을 중시했던 우리의 식문화를 소홀히 여기게 만드는 데 일조했다. 반찬을 골고루 먹어야 한다는 것에는 서구적 영양에 대한 동경과 함께 탄수화물을 홀대하는 의미가 내포되어 있다.

 물론 반찬을 고루 먹는 것은 중요하다. 하지만 밥은 남겨도 반찬은 많이 먹으라는 말은 분명 문제가 있다. 이것은 남들보다 좋은 것만 가지고 좋은 것만 먹겠다는 자기중심적이고 이기

> 반찬의 섭취량은 주식을 바꾸면 자연스럽게 바뀐다. 잡곡밥을 씹어 먹으며 소화를 도울 정도만큼의 국물 요리를 먹게 되고, 반찬 고유의 맛과 향과 질감을 즐기면서 섭취량을 조절하게 된다.

적인 욕망을 반영할 뿐만 아니라 올바른 영양학적 입장에서 볼 때도 올바른 일이 아니다.

우선 반찬을 많이 먹게 되는 데는 여러 가지 원인이 있다. 첫째는 쌀의 도정률이 높아지면서 씨눈과 껍질의 영양이 모두 제거된 밥이 싱겁고 맛이 없어졌다는 것이다. 둘째는 육류를 비롯한 단백질과 지방 섭취가 늘어나면서 그 맛을 즐기기 시작했다는 것이고, 셋째는 화학조미료의 남용으로 미각신경이 둔화되어 더욱 강렬한 자극을 찾게 되는 데서 그 원인을 찾을 수 있다.

우리는 현재보다 훨씬 형편없는 음식을 먹던 시절에도 잘 살아왔다. 그것은 식품을 자연 상태로 섭취하면 실제로 섭취해야 하는 영양의 요구량은 그렇게 많지 않기 때문이다. 따라서 5대 영양소를 골고루 챙겨 먹는 것을 걱정하기 전에 우선 밥을 비롯한 다른 식품들을 자연 상태로 먹도록 노력해야 한다.

사람들은 대부분 음식을 할 때 칼로리를 계산하거나 혹은 영양성분을 분석하거나 하지는 않는다. 현대 영양학은 5대 영양소에 대한 가이드라인을 참고하라고 하지만, 식품의 조리 문화는 실험실 안에서 일어나는 것이 아니라 관습과 경험, 기억에 의존하는 현실적인 문제이기 때문에 가이드라인이라고 하는 것 자체가 별로 의미가 없다. 뿐만 아니라 그렇게 칼로리와 영양 상태를 참고해서 먹는다고 하더라도 몸 안에서 생각한 칼로리를 그대로 낸다는 보장은 없다. 또한 섭취한 식품의 영양이 모두 흡수된다는 보장도 없다.

  식품의 칼로리는 실험실의 폭발 영양계에서 음식을 태웠을 때 발생하는 열량을 가지고 계산하는데 그 음식을 먹었을 때 내 몸 안에서 그 칼로리를 그대로 낸다는 보장이 없다는 이야기는 영양의 흡수는 전적으로 식사습관이나 심리적 요인, 자율신경계와 내분비계의 영향과 통제를 받아 일어나기 때문이다. 얼마나 씹느냐, 얼마나 소화액이 충분히 분비되느냐, 위장관의 점막 상태는 건강한가와 같은 문제가 중요한 데 이런 문제들은 전적으로 식사습관과 심리적 환경에 따른 호르몬 분비와 신경계의 조절과 관련되어 있다.

  이제 칼로리 영양학에서 벗어나야 한다. 따라서 밥보다 반찬을 골고루 많이 먹어야 한다는 애매한 표현 또한 더 이상 해서는 안 될 것이다. 현대인들은 하루는 라면, 하루는 칼국수, 하루는 스파게티, 하루는 자장면을 먹으면서도 스스로 자신은 골고루 먹고 있다고 생각한다. 하지만 이게 정말로 골고루 먹고 있는 것일까? 그 속을 들여다보면 모두 단지 정제하고 가공된, 그리고 화학첨가물들이 넘쳐나는 밀가루로 만들어진 것이다. 다시 말해 밀가루라는 단 한 가지의 음식을 먹었을 뿐이다.

반찬의 섭취량은 주식을 바꾸면 자연스럽게 바뀌게 된다. 잡곡밥을 씹어 먹으며 소화를 도울 정도만큼의 국물 요리를 먹게 되고, 반찬 고유의 맛과 향과 질감을 즐기면서 섭취량을 조절하게 되는 것이다. 그렇게 하는 것이 영양을 고루 섭취하는 길이기도 하다.

흔히 육체적 노동을 하는 사람들은 반찬보다 밥을 많이 먹는 것을 볼 수 있다. 육체적 노동을 하는 사람들만 그런 것은 아니다. 현대인들의 문제는 잘 먹어도 힘을 제대로 못쓰고 각종 질병을 앓고 있다는 사실이다. 먹은 만큼 에너지를 제대로 만들어내는 것은 현대인들에게 특히 중요한 문제이다.

도정률이 적은 밥은 소화흡수 속도를 조절할 뿐만 아니라 탄수화물의 완전 연소를 돕기 위한 미량 영양소들이 충분하다. 또한 몸 안에서 생성되는 활성산소라는 노폐물을 만들어내는 양도 단백질과 지방이 에너지로 사용될 때보다 월등히 적다.

반찬을 많이 먹거나 밥보다 반찬을 좋아하는 사람들은 미식을 즐기는 경향이 있는데, 이것은 결국 편식, 과식, 그리고 폭식으로 이어질 가능성을 갖고 있다. 반찬은 밥이 중요하게 다루어질 때 의미를 갖는다. 도정률이 적은 자연 상태에 가까운 밥을 먹고 있을 때 반찬의 종류와 양도 조절할 수 있으며 영양의 균형과 신체 대사의 균형도 함께 잡아갈 수 있다.

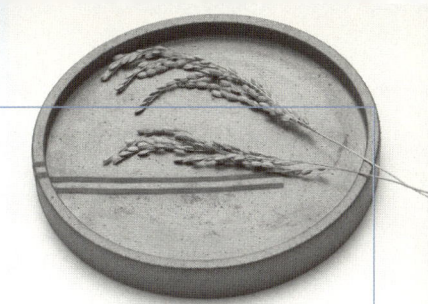

고기 먼저 먹으면 안 될까?

한때 고기만 먹는 황제 다이어트가 유행한 적이 있다. 갈수록 외식의 횟수가 늘고 있는 현대인의 라이프스타일은 자의든 타의든 간에 육식을 할 기회를 점점 더 늘리고 있다. 사람들은 보통 고깃집에 가면 고기를 먼저 충분히 먹고 나서 된장찌개나 냉면을 먹곤 한다. 그런데 이것은 우리 몸의 입장에서 보면 아주 위험한 일이다. 인체가 처리할 수 있는 능력 이상을 섭취해 노폐물을 과다생성하고 칼슘을 소모시키기 때문이다. 또한 육식의 과다섭취는 혈액을 산성화시키고, 오염된 혈액은 신체기능의 저하를 가져온다.

  사람들 중에는 고기를 먹으면 밥을 먹을 때와 똑같이, 혹은 더욱 힘이 난다고 느끼는 경우도 있다. 힘은 혈당이라는 당분을 에너지로 전환하면서 생기는 것이다. 그런데 고기를 먹으면 힘이 난다고 느끼는 것은 육류에 직접적으로 혈당을 올리는 당

건강한 밥상에 갖는 궁금증 14가지

분이 있어서가 아니라 췌장의 알파세포에서 분비되는 글루카곤이라는 호르몬이 신체의 저장당분과 단백질을 분해해 혈당 상승을 촉진시키기 때문이다. 즉 인체에 저축되어 있는 저장당분이 당으로 전환되어 에너지로 사용되고 있다는 이야기인데, 여기서 문제가 될 수 있는 것이 바로 췌장의 기능이다.

현대인에게서 가장 급속한 속도로 증가하고 있는 것이 바로 췌장질환들이다. 한의학에서도 명쾌하게 다루지 못하고 있는 췌장질환의 증가는 잘못된 식생활에서 그 원인을 찾아볼 수 있다. 췌장의 랑게르한스섬의 알파세포에서 분비되는 글루카곤이라는 호르몬의 기능은 비상시에 대비하는 기능을 가지고 있다. 생존의 위협을 느낄 때, 다시 말해 신체가 에너지를 필요로 하는데도 에너지원이 외부로부터 공급되지 않을 때 신체가 저장당분과 단백질을 분해하여 사용하게 하는 비상시의 기능이다. 그런데 이런 비상기능을 육식의 과다섭취로 시도 때도 없이 사용하고 있는 셈이다. 따라서 고기를 먹고 힘이 나는 사람들은 심각한 질병의 전조前兆 단계 상태에 있다고 할 수 있다.

> 밥을 먹어야 고기를 아낀다는 이야기는 탄수화물을 먹어야 단백질이 에너지로 전환되는 것을 막아 단백질을 절약할 수 있다는 이야기이다.

고깃집에서 밥과 고기를 함께 먹으면 고기 고유의 맛을 즐길 수 없다며 고기를 충분히 먹은 다음 밥이나 냉면을 먹을 것을 권하는 것은 손님들이 고기로 배를 채우게 해 더 많은 매출을 올리려는 상술이라 할 수 있다. 그런 상술로 청량음료를 서비스로 제공하는 곳도 있는데 공짜라고 마냥 좋아만 할 수는 없는 문제이다. 청량음료는 소화되지 않은 단백질들을 바로 십이지장으로 배출하게 하면서 소화가 되는 듯한 착각을 느끼게 한다. 그러나 결과적으로 볼 때 십이지장과 췌장은 더 많이 혹사당하고 마는 셈이다. 고기를 먹으면 든든하다고 생각하는 것은 고기를 먹으면 소화가 잘 되지 않기 때문이기도 하다.

밥은 대표적인 탄수화물 식품으로 장에서 소화되어 혈액의 혈당을 올리는 당질식품이고, 고기는 단적으로 단백질을 대표하는 식품이다. 따라서 밥을 먹어야 고기를 아낀다는 이야기는 탄수화물을 먹어야 단백질이 에너지로 전환되는 것을 막아 단백질을 절약할 수 있다는 이야기이다. 또한 이것은 단백질이 항체와 호르몬, 신경전달물질을 합성하는 것과 같은 영양소 고유의 역할을 잘 할 수 있게 배려하는 길이기도 하다.

혈액 중의 당분은 언제든지 에너지화할 수 있는 에너지원이다. 물론 단백질도 에너지원으로 사용되기도 하지만, 단백질은 탄수화물에 비해 비효율적인 2차적 에너지원이며 고유의 자기 역할을 수행하는 것이 더욱 중요하다. 또한 단백질을 에너지원으로 사용하게 되면 많은 노폐물들을 만들어내게 되는데 신체는 이 과정에서 또 다시 에너지를 소모하게 되고 간과 신장의 기능은 저하된다. 인간의 몸은 수천 년을 살아오면서 이런 불리한 방식으로 에너지를 이용하지는 않았다.

그런데도 많은 사람들이 체력이 떨어지거나 수척해지면 먼저 고기를 먹으려고 한다. 그러나 고기를 먹어야 힘을 쓸 수 있다는 말은 통증이 있을 때 진통제 한 알을 먹는 것과 같다. 통증이 느껴지면 왜 통증이 생겼는지를 먼저 생각해야 하듯 우리 몸이 왜 단백질 결핍 경향을 갖게 되었는지를 살펴봐야 할 것이다.

우리 몸은 단백질과 같은 중요한 영양소를 쉽게 잃어버리지 않는다. 우리 몸은 대부분의 단백질을 재회수해서 사용한다. 단백질의 결핍은 밥을 제대로 먹지 않거나 극도의 스트레스 상태에서 발생하는 일시적인 문제이다. 우리 몸은 아주 적은 양만의 단백질만을 필요로 하는데 이는 자연 상태의 음식들을 고루 먹으면 충분히 채울 수 있는 양이다.

건강을 유지하는 데 밥을 제때 먹고 적절한 복합 탄수화물의 섭취로 안정적으로 혈당을 유지하는 것은 단백질을 충분히 섭취하는 것 이상으로 의미 있는 일이다.

단백질은 '아미노산풀amino acid pool'이라는 창고 속을 순환하며 계속해서 재사용된다. 그러니 축난 몸을 보양하려고 비싼 고기를 듬뿍 먹을 게 아니라, 규칙적으로 자연 상태인 곡물 위주의 식사를 하고 자연적인 식품을 다양하게 즐길 필요가 있다.

또한 고깃집에서 아무리 고기를 먼저 먹으라고 권해도, 아무리 눈치가 보여도, 고기는 밥과 된장찌개와 함께 먹어야 한다. 고기가 귀중하다면 밥상 위의 밥도, 다른 반찬들도 모두 귀중하기 때문이다.

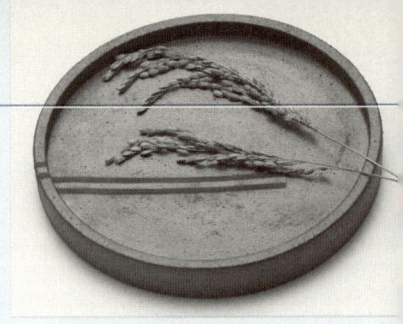

말아서 먹으면 왜 안 되지?

우리 주변에는 국물이 없으면 식사를 못하는 사람들이 많다. 밥을 먹어도 반드시 국이나 찌개가 있어야 하고, 밥을 물에 말아서 먹는 사람도 있다. 이것은 빵을 먹을 때도 마찬가지이다. 우유나 주스와 같은 음료가 없으면 목이 메어 빵이 넘어가지 않는다.

우리 몸에서 수분의 대사는 신체 화학반응의 촉진, 노폐물의 해독과 배설, 혈액의 순환과 관련해 중요하다. 수분의 순환이 제대로 되지 않으면 신체의 어느 부위에서는 수분의 결핍 상태가 일어나고, 이것은 지속적인 갈증으로 나타날 수도 있다. 부종과 같은 수분의 정체 또한 상대적인 수분의 부족을 의미할 수도 있지만 전체적인 순환 장애를 반영하기도 한다.

당뇨병 환자가 먹어도 먹어도 허기짐을 쉽게 해결할 수 없듯이 사람들이 물을 찾는 것은 그만큼 신체의 어느 부분에서 수분이 결핍되었거나 순환이 안 되고 있음을 의미한다. 그리고 그것은 살기 위해 우리 몸이 보내는 신호이다. 당뇨병 환자가 물을 찾는 것은 높은 혈당으로 높아진 점도와 느린 혈액의 흐름을 보상하기 위해서이다. 그래서 혈당을 조절하면 갈증이 줄어들게 된다. 화학첨가물들이 많이 들어간 음식이나 짠 음식을 먹었을 때 느끼는 갈증도 마찬가지이다. 생명활동에 불필요한 화학물질은 신체 안에서 해독과 배설을 촉진하는 과정에서 많은 양의 물을 요구하기 때문에 신체는 갈증을 느끼게 된다.

물은 무조건 많이 마셔서도 안 되고, 무조건 마시지 않고 참아서도 안 된다. 신체의 필요가 있다면 물은 마셔야 한다. 또한 근본적으로 몸에서 수분의 순환에 장애로 작용하는 원인을 찾아 제거해야 한다. 그래야만 몸에 필요한 적정한 물을 섭취할 수 있다.

만약 물과 국물과 찌개를 좋아하는 사람이 있다면 그 사람의 신체 중 어느 기관의 세포에서 끝없이 갈증을 일으키고 있는 것일 수도 있다. 이처럼 갈증은 음식을 짜게 먹어 나타나는 생리현상이기도 하지만, 혈액의 순환에 장애가 있고 신체의 기능이 저하되거나 질병 상태에서도 나타나는 현상이다.

물과 국과 찌개를 좋아하는 것은 단순히 체질 때문만은 아니라 할 수 있다. 대체로 빨리 먹고 씹지 않기 위한 방편이거나 혹은 짜게 먹어 생리적으로 물 먹는 것에 익숙해져 발생하는 습관이기도 하다. 여기에 화학조미료로 맛을 낸 국물요리에 길들여진 입맛이라면 더욱 화학조미된 국물만을 찾게 된다.

결론적으로 말해 물에 밥을 말아서 먹는 것이나 국이나 찌개를 좋아하는 습관은 음식물을 씹지 않고 넘기게 해 과식을 유발하고 과잉 염분을 섭취할 우려가 있는 문제이다. 현대인들은 정신적 긴장과 단백질 과잉섭취로 인해 위산 분비가 저하되어 있거나 위산의 낭비가 심해 단백질 소화에 결정적인 역할을 하는 위산이 심각하게 부족한 상태이다. 그런 상태에서 식사 도중에 위산 소화액을 희석시킬 수 있는 수분의 과다섭취는 충분히 문제를 일으킬 수 있다. 이것은 고기를 먹으며 청량음료를 마셨을 때 나타나는 피해와 같다. 위장에서 단백질이 완전하게 소화되지 않는다면 남은 단백질은 모두 소장과 췌장의 짐이 되고, 그곳에서도 소화되지 않는 덜 분해된 단백질 덩어리들이 우리 몸 안에서 알레르기를 유발하는 원인 물질이 되어버린다.

자신이 평소 어느 정도의 물을 마시고 있는지, 식사 도중엔 어느 정도의 물을 마시는지, 국물요리를 어느 정도 좋아하는지를 잘 살펴보고, 자신의 상태가 단순한 습관인지 혹은 병적인 상황인지를 점검해봐야 한다.

또한 화학첨가물들이 식단에서 제한되고 자연적인 식사가 유지된다면 우리 몸은 적당한 물, 그리고 오염되지 않은 물을 요구하게 된다는 것을 기억하자.

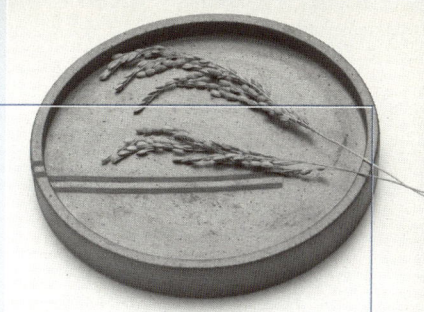

찍어 먹는 것이 왜 나쁠까?

간장을 찍고, 소금을 찍고, 된장을 찍고, 고추장을 찍고, ……
우리는 음식을 먹을 때 각종 소스에 찍어 먹는 것에 아주 익숙하다. 음식을 먹을 때 무심코 찍어 먹는 것이 습관이 들어버린 것이다. 이미 습관이 되어버렸기 때문에 식사 도중 찍어 먹는 한 단계를 줄이는 노력을 하는 것이 그렇게 쉽지만은 않다. 그만큼 습관이란 무서운 것이다.

그런데 음식을 이것저것에 찍어 먹을 때 나타날 수 있는 가장 큰 문제는 바로 염분의 과잉섭취이다. 미국에서는 1일 소금 섭취량을 5g 이하로 할 것을 권고하고 있다. 이 정도 양은 우리에게는 아무런 간도 하지 않고 식품 그 자체만을 섭취했을 때의 양이다.

우리가 얼마나 소금의 과잉시대에 살고 있는지 한번 돌아보자. 일단 라면 한 봉지에만도 5g 이상의 소금이 들어 있다. 뿐만이 아니다. 우리는 음식을 할 때 많은 양념을 한다. 그런 갖은 양념과 장류에도 소금이 들어 있다. 또한 가공식품의 첨가물에도 소금이 많이 들어 있다. 이런 것을 따져보면 우리는 실로 엄청난 양의 소금을 섭취하고 있는 셈이다. 이러다가 우리 몸이 소금절임이 되지는 않을지 모를 일이다.

우리나라 사람들의 1일 소금섭취량에 대한 정확한 통계는 아직 나온 게 없지만, 30g 이상은 될 것이라고 예상한다. 그럼에도 불구하고 우리는 서구 사람들에 비해 그리 소금의 피해를 크게 보지 않고 있다. 이것은 우리가 천일염을 사용하고 채소와 해조류를 많이 먹기 때문이다. 정제염이 아닌 천일염은 다양한 미네랄들을 함유하고 있다. 또한 채소와 해조류의 칼륨과 같은 미네랄은 나트륨의 피해를 줄여주며 미네랄 상호간의 균형을 유지해주는 역할을 한다.

> 장류를 많이 찍어 먹거나 소스를 즐기는 습관은 음식이 본래 가지고 있는 고유의 맛보다는 소스의 맛을 즐기게 한다. 소스의 강렬한 자극이 음식 고유의 맛을 음미할 시간을 앗아가버린 것이다.

하지만 식품가공산업의 발달과 서구식 식생활로의 변화로 이제 우리나라 역시 소금 안전지대라 할 수는 없게 되어버렸다. 따라서 평소 식생활에서 적극적으로 소금섭취를 줄여나가려는 노력을 해야만 한다. 특히 자신도 모르게 음식을 찍어 먹는 습관, 소스를 즐기는 습관은 보이지 않는 염분과 당분을 섭취하는 길이기 때문에 바꾸어 가도록 해야 한다.

　장류를 많이 찍어 먹거나 소스를 즐기는 습관은 음식이 본래 가지고 있는 고유의 맛보다는 소스의 맛을 즐기게 한다. 소스의 강렬한 자극이 음식 고유의 맛을 음미할 시간을 앗아가버린 것이다. 강한 양념과 장류, 소스는 그렇게 음식의 맛을 느끼며 우리가 음식을 통해 자연과 교류할 수 있는 시간을 사라지게 했다.

　따라서 음식을 찍어 먹는 한 단계를 줄이고, 소스를 찍는 시간을 아껴 한 번이라도 더 씹고, 채소로 향하는 젓가락질을 두 배로 늘려 소금섭취도 줄이는 한편 음식 본래의 맛을 즐길 수 있는 시간을 되찾아야 한다.

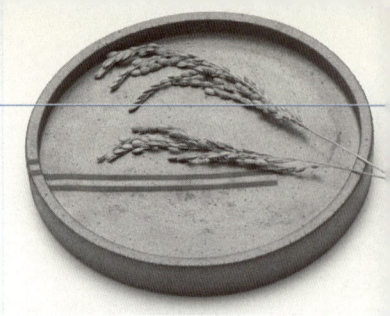

어떤 물을 얼마나 마셔야 할까?

뚱뚱한 사람치고 물 싫어하는 사람 없고 마른 사람치고 물 좋아하는 사람도 없는 듯하다. 그래서인지 물이 비만의 원인이라고 생각해 무조건 물을 많이 마시지 않으려는 사람도 볼 수 있다. 또 몸에서 물을 빼내려고 오래도록 사우나에 들어앉아 있기도 한다. 그렇게 흠뻑 땀을 빼고도 살찐다는 이유로 물 한 모금 안 마시고 돌아오는 길목에 현기증을 일으키기도 한다.

그런데 가만히 보면 물을 좋아하는 사람들은 그냥 물만 좋아하는 것이 아님을 알 수 있다. 국물과 찌개요리를 자주 먹고 짜게 먹는다. 그러니 자연 물의 섭취량도 늘어날 수밖에 없다. 한편 뚱뚱한 사람은 그만큼 혈액순환에 장애를 받기 때문에 혈액량을 늘리기 위한 자구책으로 물을 많이 마시기도 한다. 결국 사우나에서 땀을 빼는 것보다는 국그릇과 찌개그릇을 치우고 좀 덜 짜게 먹는 것이 체중관리에 훨씬 효과적이라 할 수 있다.

우리 몸의 체액은 0.9%의 생리식염수로 되어 있다. 그런데 염분의 섭취가 늘어나면 신체는 이 농도를 유지하기 위해서 그만큼의 물을 몸 안에 잡아두려 하게 된다. 때문에 몸이 무거운 사람, 수분대사가 제대로 되지 않아 부종이 있는 사람은 소금의 섭취를 줄이도록 해야 한다.

그리고 물을 마시지 않으면 자연적으로 땀 분비가 적어지고 대소변의 배설량이 줄어든다. 신체의 70%는 수분으로 이루어져 있는데, 외부에서 수분이 공급되지 않으면 이 수분 보유량을 지키기 위해 배출기능이 지연된다. 우리 몸에서 자연스럽게 일어나는 하나의 생존전략이라 할 수 있다. 따라서 수분을 섭취하지 않으면 노폐물의 배설이 지연되고 혈액량 부족과 순환장애로 이어질 수도 있다.

그런데 물을 많이 마셔도 땀 한 방울 흘리지 않고 대소변도 시원하지 않은 경우가 있다. 이 경우는 대사와 배설기능에 중대한 문제가 생긴 것이다. 물은 대사와 배설에서 주요한 역할을 하고 있다. 신체 내에서 일어나는 모든 생화학반응은 물과 산소와 영양소라는 유기물에 의해 일어난다. 특히 물은 유기물의 대사에 촉매로서 작용하고 화학반응의 결과로도 생긴다. 또한 물은 대변과 소변과 피부와 호흡을 통해 노폐물을 배설하는 중요한 수단이다.

우리 몸은 2개의 신장과, 넓고 굵은 대장과, 2개의 폐와, 피부

> 인체는 이러한 자동조절장치에 의해 생명의 위협에서 벗어날 수 있다. 그런데 이 기능이 쇠퇴해서 체액의 pH와 점도가 한쪽으로 기울어지게 되면, 바로 그 시점이 질병의 발병점이 되는 것이다.

의 땀샘이라는 배설기관을 가지고 있다. 그래서 보통 신체는 소변으로 하루 1,500㎖, 대변으로 100㎖, 피부 분비물로 600㎖, 폐 호흡으로 400㎖의 물과 함께 노폐물을 배설하고 있다.

노폐물의 배설은 아주 중요한 문제다. 그런데 우리 몸에서 어느 한 부위라도 배설기능에 문제가 생기면 처음에는 다른 기관의 기능이 강화되어 문제가 없는 것처럼 보인다. 하지만 시간이 지나면 결국엔 다른 기관의 기능도 저하되어 전체적으로 배설기능이 악화된다.

이때 물은 노폐물의 배설에 직접적으로 관여하는데 신진대사를 활성화시켜 각 배설기관의 배설이 적절히 이루어질 수 있도록 도와주는 역할을 한다. 피부를 통한 배설은 운동을 통한 땀의 분비로 이루어지고, 폐를 통한 배설은 깊고 느린 복식호흡을 통해 이루어진다. 소변의 배설은 신장을 손상시키는 화학물질의 섭취를 삼가고 수분조절을 할 수 있는 필수영양이 결핍되지 않게 하여 적절하게 기능을 유지할 수 있어야 원활하게 이루어지며, 대변의 원활한 배설은 충분한 물과 섬유질을 섭취해야 가능해진다.

신체가 음식물의 화학반응을 통해 만들어내는 물의 양과 음식물을 통해 섭취하는 수분의 양을 감안한다 해도 보통 하루에 물은 1,500㎖ 이상 섭취해야 한다고 한다. 이 정도의 물을 충분하게 섭취하지 않으면 앞서 살펴봤듯이 그만큼 노폐물 배설에 문제가 발생하게 된다.

물을 마시지 않아도 별다른 문제가 없다고 느끼는 사람이나 조금만 마셔도 몸이 부어서 물을 마시지 못하는 사람들은 우선 배설기능이 정상인지부터 점검해봐야 한다. 피부의 땀샘은 잘 작동하고 있는지, 폐의 호흡은 길고 깊숙해 날숨을 통해 노폐물의 배설이 원활하게 이루어지고 있는지, 신장의 기능이 건강한 상태에서 최상의 기능을 유지하고 있는지, 대변의 배설이 원활하도록 섬유질의 섭취는 충분히 하고 있는지 등을 다시 한번 살펴봐야 할 것이다.

평상시보다 좀 짜게 먹고 나면 물을 더 찾게 되는 것은 우리 몸에 체액을 일정하게 유지하려는 자동조절시스템이 있기 때문이다. 인체는 이러한 자동조절장치에 의해 생명의 위협에서 벗어날 수 있다. 그런데 이 기능이 쇠퇴해서 체액의 pH와 점도가 한쪽으로 기울어지게 되면, 바로 그 시점이 질병의 발병점이 되는 것이다.

목이 마르면 물을 마셔야 한다. 또한 충분한 물을 섭취해야 신체의 배설기능이 정상적으로 가동된다. 못 먹던 시절에는 칼로리 부족은 문제가 될지언정 노폐물 배설은 크게 문제되지 않는 부분이었다. 그러나 현대와 같이 칼로리 과잉과, 환경오염 물질에 의한 세포의 손상과 교체에 따른 노폐물 생성이 증가하는 시대에는 원활한 배설기능이 무엇보다 중요하다는 것을 잊지 말아야 할 것이다.

한편 물의 섭취와 더불어 어떤 물을 마셔야 할 것인가에 대한 논란도 많다. 육각수, 증류수, 정제수, 광천수, 생수, 산성수, 알칼리수, 끓여 식힌 물 등 나름대로 모두 다 타당한 근거를 가지고 있다. 하지만 어떤 물을 마셔야 할 것인가에 대한 의문을 명쾌하게 풀고 대안을 제시하고 있지 못한 것도 사실이다. 우리는 완벽한 물을 찾을 수 없다.

물은 우리가 매일 마실 뿐만 아니라 많은 양을 섭취해야 하기 때문에 식생활에서 아주 중요한 문제이다. 국민들이 개인적으로 어떤 물을 마셔야 할지 갈팡질팡하고 있는데도 불구하고 그런 논란을 잠재울 만한 획기적인 수질오염 방지대책이 정부에서 나오지 못하는 것은 참으로 안타까운 일이다. 팔당과 같은 급수원에 축사, 음식점, 러브호텔 같은 것이 허용되는 나라는 세계적으로 우리나라밖에 없을 것이다. 상황이 이러니 국민들은 안심하고 물을 마실 수 없는 지경에 이르렀다.

물에 대한 이러한 논란을 떠나 신체에 크게 위해가

> 마시는 물속에 미네랄이 있다면 음식물로 섭취하는 것 못지않게 우리 몸에 중요한 역할을 할 수 있다.

가지 않는 물이라면 노폐물 배설을 위해 어떤 물이 됐든 날마다 일정량 이상을 먹는 습관이 중요하다. 수돗물의 소독 결과 남아 있는 잔류염소가 걱정된다면 그것은 수돗물을 받아서 24시간 방치하거나 끓여서 식히면 제거할 수 있는 부분이다. 보통 끓인 물은 수인성 전염병이 돌 때, 시판 생수는 외부에서 물을 사먹어야 할 때, 산성수는 피부를 세안할 때 사용한다.

그런데 물을 끓이면 용존 산소량이 줄어든다. 산소의 결핍이 문제가 되는 사람에겐 물 속의 산소도 중요하다. 그래서 병을 앓고 있는 사람은 유명한 광천수가 나는 약수터를 찾아다니기도 한다. 또한 현대인의 식생활은 육류와 설탕의 과잉섭취로 신체 내에 산성물질을 다량 만들어내고 있는데 이를 해독하기 위해서는 많은 양의 미네랄이 필요하다.

만약 마시는 물속에 미네랄이 있다면 음식물로 섭취하는 것 못지않게 우리 몸에 중요한 역할을 할 수 있다. 정수기로 거르지 않고 끓이지 않은 지하 광천수는 미네랄도 풍부하고 용존산소도 풍부하다. 또 그 물의 구조는 많은 기능을 수행할 수 있는 육각수라고 한다. 하지만 현대에 사는 우리는 이처럼 우리 몸에 좋은 완벽한 물을 구하기 어렵다. 혹 구할 수 있다 해도 가격이 너무 비싸 현실적인 대안이 될 수 있느냐 하는 문제가 남고, 더 중요한 문제는 건강이라고 하는 것이 좋은 물 하나로 결정될 수 있는 문제는 아니라는 사실이다.

어떤 물을 마실 것인가에 대한 논의는 건강과 삶의 질을 염려하는 사람들을 중심으로 앞으로 더 활발하게 이루어질 것이다. 그러나 그와 별도로 정부는 수질에 대한 조사와 연구결과를 발표하며 국민들이 안심하고 물을 마실 수 있는 환경을 만들어야 한다. 물에 대한 논란은 시대와 환경의 변화가 낳은 딜레마라 할 수 있다. 어떤 물을 선택하든 그건 개인이 판단할 몫이 되고 있지만 우리 몸에 좋은 물이 여러 가지가 될 수는 없을 것이다.

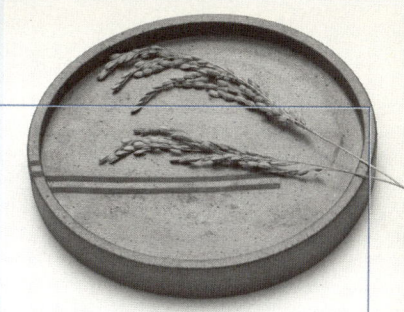

하루에 두 끼만 먹어도 괜찮을까?

유명인사, 학자, 자연요법 수행자들의 하루 식사 횟수는 아주 다양하다. 하루에 한 끼 먹는 사람도 있고, 하루에 두 끼 먹는 사람도 있다. 언제 먹는지도 각기 달라 아침식사를 하지 않는 경우도 있고 저녁을 먹지 않는 경우도 있다. 또한 반드시 하루 세 끼의 식사를 해야 한다고 주장하는 경우도 있다. 이처럼 여러 가지 식사요법들과 건강비결에 관련한 이야기들이 우리 주변을 떠돌고 있는데, 오히려 이런 다양한 건강관련정보들이 많은 사람들을 혼란스럽게만 만든다.

하루 3식의 식사는 조직적인 집단생활이 확대되면서 음식을 제공하는 사람의 편리를 위해 짜여진 룰rule에 지나지 않는다고 바라보기도 한다. 모름지기 식사란 공급하는 사람 중심이 아니라 그것을 먹는 사람 중심이 되어야 한다는 것이 새로운 식사법을 제시하는 사람들의 공통적인 견해이다. 새로운 식사법들이 사람과 개인에 대한 다양한 이해에서 출발하고 있는 긍정적인 측면은 분명히 있다. 하지만 이 또한 사람들에게 강요되며 고정적인 룰이 되어서는 안 될 것이다. 사람들에게는 일단 정해진 룰 속에서 안도감을 찾으려 하는 경향이 있는데 그것이 때론 부정적인 결론에 이를 때도 많다. 따라서 결코 룰의 노예가 되어서는 안 된다.

집단생활을 하는 구성원 개개인의 다양성이 이해되기 위해서는 모두가 동의할 수 있는 합의점을 도출하는 가운데 바람직한 식사습관에 대한 논의가 진행되어야 한다. 여기서 건강상 비슷한 처지에 있는 것이 합의의 기반이 될 수 있다.

> 비타민과 미네랄 같은 대사 영양소를 충분히 섭취하고 있는 사람들은 고단백, 고지방, 고탄수화물의 식사를 하는 사람들보다 에너지 효율 측면에서 더 유리하다.

인체는 낮 동안에는 물질의 대사와 분해, 배설이 촉진되고 밤에는 물질의 흡수와 합성이 촉진된다. 즉 낮에는 에너지를 만들어 열심히 일하고, 밤에는 다음날 사용할 생리물질들을 만들어 비축하려 하는 것이 정상적인 신체의 리듬이다.

그런데 아침식사를 거르는 것이 좋다고 주장하는 사람들은 아침은 배설이 주로 일어나는 시간이기 때문에 배설기능을 돕기 위해 먹지 않는 것이 유리하다고 한다. 반면 아침을 절대로 걸러서는 안 된다고 이야기하는 경우에는 신체의 원활한 대사를 위해 에너지를 충분히 공급해야 한다고 주장한다.

그렇다면 대사와 배설은 이렇게 상반되는 측면만을 가지고 있는 것일까? 사람에 따라서는 신체의 대사기능에 더 문제가 있는 경우도 있을 수 있고, 배설장애가 더 심각한 경우도 있을 수 있다. 따라서 보통의 경우라면 배설도 적당히 잘 되고 대사기능도 원활히 할 수 있는 식사가 필요하다.

한편 건강을 잘 유지하고 있는 사람들은 대부분 절식과 소식을 하는 것을 볼 수 있다. 개중에는 하루 한두 끼 정도의 식사를 하고 있는 경우도 있고, 무리하지 않고 하루 세 끼의 식사를 평생에 걸쳐 잘 하고 있는 경우도 있다. 또한 당뇨병과 저혈당증, 갑상선질환 환자들처럼 질병치료로 인해 하루 세 끼 이상의 식사를 필요로 하는 경우도 있다. 물론 하루에 3식 이상의 식사를 필요로 하는 사람들도 처음부터 그렇지는 않았을 것이다. 잘못된 식생활과 스트레스, 불규칙한 생활습관에 의해 신체의 기능과 리듬이 혼란스러워지면서 질병이라는 문제가 발생한 것이다.

또한 식사의 횟수는 실제 하루 에너지 섭취량과도 관련된다. 식사의 횟수를 줄이는 것은 그만큼 에너지 섭취량을 줄이는 것이라 할 수 있다. 환경오염, 정신적 스트레스, 어떤 일을 주로 하느냐에 따라 사람마다 영양 요구량과 에너지 필요량에서 상당한 차이를 보인다. 또한 개인의 신체적 조건, 건강 상태에 따라 에너지의 효율에서도 큰 차이를 보이고 있다. 그러나 이 모든 것을 정확히 측정할 수 있는 장치는 없다.

결국 자신의 상태에 맞는 식사횟수를 결정할 수 있는 것은 자기 자신뿐이다. 예를 들면 막노동을 하는 사람들은 칼로리를 대량으로 섭취한다. 이들은 하루 3식은 물론 간식도 한다. 한편 비타민과 미네랄 같은 대사 영양소를 충분히 섭취하고 있는 사람들은 고단백, 고지방, 고탄수화물의 식사를 하는 사람들보다 에너지 효율 측면에서 더 유리하다. 정신적으로 편안한 사람들은 영양의 수요가 낮으며 에너지 필요량도 적다. 이처럼 일의 강도, 식사습관, 정신적·심리적 상태, 환경적 요인 등을 고려하며 필요한 영양과 에너지의 요구량을 파악해야 한다.

칼로리가 부족한 시기에 제시되었던 현대 영양학의 1일 칼로리 권장량은 정신적·환경적 요인이 다변화되고 칼로리 과잉을 걱정해야 하는 요즘에는 더 이상 설득력을 갖기 어렵다. 식사 횟수와 마찬가지로 1일 칼로리 섭취량 또한 개인의 환경에 따라 다르게 적용되어야 할 것이다. 얼마나 자연적인 식사를 유지하고 있는가, 얼마나 건강한 환경 속에서 생활하는가, 얼마나 정신적으로 편안한 상태를 유지하는가,

> 하루에 몇 끼를 먹어야 하는지 정해진 것은 없다. 하지만 규칙적인 식사는 반드시 지켜야 할 중요한 문제이다.

얼마나 에너지를 소모하는 정신적·육체적 노동을 하고 있는가에 따라 칼로리 섭취량과 식사횟수가 달라져야 한다.

 개인의 경험을 일반화하고 실험실의 통계를 적용해 칼로리 섭취량을 일괄적으로 제시하는 것이 중요한 것이 아니라, 자연적인 식사지침을 고수하며 절식과 소식을 할 수 있도록 노력하는 가운데 신체의 교정을 찾아가는 과정이 중요하다. 그러는 가운데 우리는 생명이 다하는 그날까지 하루 세 끼를 먹을 수도 있고, 경우에 따라서는 하루 두 끼나 한 끼의 식사만으로도 충분할 수도 있다.

 결론적으로 하루에 몇 끼를 먹어야 하는지 정해진 것은 없다. 하지만 규칙적인 식사는 반드시 지켜야 할 중요한 문제이다. 그 시간이 몇 시가 됐든 정해진 시간에 비슷한 양의 음식을 적당한 간격을 유지하고 먹어야 한다. 4시간 간격이든, 5~6시간 간격이든, 12시간 간격이든, 24시간 간격이든 상관없이 말이다. 자신의 라이프스타일에 맞춘 자기만의 규칙적인 식사습관을 가져야 한다. 우리 몸이 스스로 가장 이상적인 자신의 건강 상태를 유지하기 위해 가장 바람직한 식사 방법을 찾을 수 있다는 것을 믿고 그런 환경을 세심히 만들어 나가도록 노력하자.

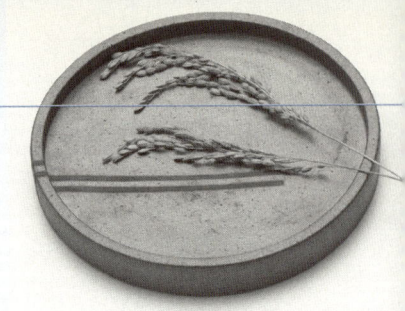

숟가락으로 먹어야 하나, 젓가락으로 먹어야 하나?

밥을 젓가락으로 먹다가 숟가락으로 먹기 시작했더니 살이 빠졌다고 하는 사람이 있다. 숟가락으로 먹는다고 살이 빠지겠냐고 생각할지 모르지만 이것은 충분히 가능한 일이다. 밥은 숟가락으로 한 숟가락씩 떠먹고 반찬은 조금 먹는 사람이 대체로 건강하다는 것은 일반적인 상식을 뒤집는 이야기이다. 물론 비만의 원인이 모두 숟가락을 사용하지 않고 젓가락과 포크를 사용하는 데 있는 것은 아니다.

이러한 습관에 관한 문제는 그 사람이 처한 영양학적 상태를 비롯해 여러 환경적 요인들을 함께 살펴보는 가운데 고려해야 할 부분적인 문제일 뿐이다. 하지만 숟가락과 젓가락을 사용해 밥 먹는 습관의 문제가 건강과 미용에 중요하게 작용하는 측면이 있다고 할 때 이런 습관을 돌아보는 것은 아주 의미 있는 작업이다.

빠르게 변모하는 사회흐름에 비추어 볼 때 숟가락과 젓가락의 사용은 분명 불편한 점이 없지 않다. 또한 균형적인 영양소의 섭취를 위해 밥의 양은 줄여도 반찬은 여러 가지를 먹어야 한다는 인식은 젓가락과 포크의 사용범위를 확대시켰다.

그러나 우리의 주식은 밥이다. 그리고 주식인 밥이 중요한 만큼 숟가락의 사용도 중요하다. 밥은 숟가락으로 떠야 일정량 이상을 먹을 수 있다. 젓가락이나 포크로 밥을 먹게 되면 숟가락에 비해 한 번에 떠먹을 수 있는 양이 적어진다. 그래서 젓가락으로 밥을 먹게 되면 밥이 쉬 줄지 않는다. 때론 밥알을 세고 있냐는 핀잔을 듣게도 된다.

일정량 이상 밥을 떠먹는 문제를 떠나 왜 젓가락으로 밥을 먹으면 문제가 되는 것일까? 이 문제는 단순히 밥을 먹는 도구로서의 문제가 아니다. 젓가락의 사용이 늘어난다는 것은 주식으로 대변되는 탄수화물의 섭취가 줄어들고, 고칼로리와 지방, 염분의 섭취가 증가하고 있다는 반증이라고도 할 수 있다.

집는 행위를 목적으로 하는 젓가락은 보통 반찬 위를 계속 날아다니게 되는데, 바로 이 지점에서 반찬을 통한 칼로리와 염분의 과다섭취가 일어나고 있는 것이다. 균형적인 식사를 통해 반찬을 많이 먹어 영양소를 골고루 섭취해야 한다는 미명 아래 반찬을 먹기 위해 젓가락을 빨리 놀리는 가운데 칼로리와 염분의 과잉섭취에 의한 체중증가 문제 또한 내재적으로 키우게 되었다. 다시 말해 젓가락을 빨리 놀리는 사람일수록 그만큼 반찬을 많이 먹게 되어 살이 찔 확률이 높아진다.

한편 식사를 할 때 숟가락만을 사용하는 것에도 문제는 있다. 반찬을 잘 먹지 않고, 국물을 많이 떠먹어 역시 염분과 칼로리 과잉상태에 빠질 수 있다. 그런데 국물요리를 좋아하는 사람들은 보통 반찬도 좋아한다. 그리고 국 좋아하고 반찬 많이 먹는 사람치고 날씬한 사람은 그리 많지 않다. 숟가락으로 국물도 많이 떠먹고 빠른 젓가락질로 반찬도 많이 먹는 사람을 보면 식사 속도가 상당히 빠른 것을 알 수 있다. 이렇게 빨리 먹는 사람 중에서도 날씬한 사람은 찾아보기 힘들다.

그러므로 지금부터라도 숟가락과 젓가락을 한 가지씩 교대로 사용하고 천천히 먹는 습관에 익숙해져야 한다. "밥은 얼마 먹지도 않는데 살이 쪄요!"라고 말하는 사람이 있다면 그 사람은 자신이 식사 중에 무심코 반찬을 향해 젓가락을 뻗고 있지는 않은지 돌아봐야 할 것이다.

밥은 숟가락으로, 반찬은 젓가락으로 먹자. 여기에는 숟가락 한 번, 젓가락 한 번이라는 공존의 미학과 균형의 철학이 들어있다. 밥 한 숟가락 먹고 충분히 씹는 동안 젓가락은 천천히 반찬을 가지러 간다. 이처럼 격식을 갖춰 식사하는 습관은 조상 대대로 내려온 소중한 지혜라 할 수 있다. 밥을 한 숟가락 뜨고 숟가락을 내려놓고 젓가락을 들어 반찬을 집으러 가는 그 시간적 여유는 씹는 능력과 소화기능을 충분히 보장해주고, 과식을 막으며, 염분과 칼로리의 섭취를 제한해준다. 이렇게 좋은 식사습관을 갖는다는 것은 무엇을 먹느냐 하는 문제 못지않게 건강을 유지하는 데 큰 도움이 된다.

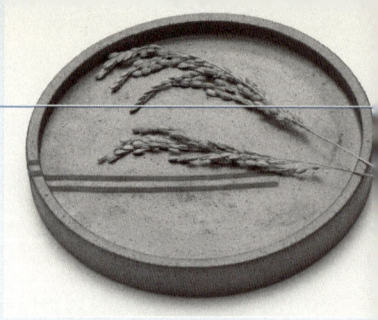

왜 빨리 먹으면 안 되는 거지?

뚱뚱한 사람들이 음식을 먹는 것을 보면 대체로 급하게 빨리 먹는 모습을 볼 수 있다. 반면 날씬한 사람들은 좀 과장해서 말하자면 밥상 앞에서 하루종일 먹고 앉아 있다. 음식을 먹는 속도는 식습관의 한 단면을 보여주는 것이지만 그것이 갖는 의미는 크다.

씹는 행위는 음식물을 잘게 자르고 입 속에 분비되는 침샘효소로 음식물의 일부분을 소화시키는 데 그 목적이 있다. 이런 이야기를 듣고는, 제대로 씹지 않고 삼키는 음식은 부피가 크기 때문에 쉽게 배가 부르거나 입에서 소화되지 않고 장으로 가서 소화되면 더 천천히 소화흡수되어 살이 안 찌게 되는 것이 아닌가 하는 생각을 하는 사람도 있을지 모르겠다. 하지만 그런 생각은 잘못된 것이다. 잘 씹지 않고 먹게 되면 이런 생각과는 정반대의 결과가 나타나기 때문이다.

음식을 잘 씹지 않고 급하게 삼키게 되면 뇌의 만복중추는 만족할 줄 모르고 포만감을 느끼지 못한다. 그래서 계속해서 음식을 섭취하도록 명령을 하기 때문에 음식을 더 많이 먹게 된다. 배고픔에 허겁지겁 먹고 난 뒤 숟가락을 놓고 한참이 지나서야 터질 것 같은 포만감에 숨도 제대로 쉬기 어려웠던 경험을 했던 사람도 많을 것이다.

만복중추를 만족시키는 콜레시스토카인이라는 물질은 식사를 시작하고 나서 20여 분이 지난 시점부터 분비되기 시작한다. 그래서 이 물질이 분비되기 전에 식사를 끝내버리면 우리 몸은 실제 필요량보다 더 많은 양의 칼로리가 입 안으로 들어오고 있다는 것도 감지하지 못하게 된다. 따라서 빨리 먹고, 씹지 않고 먹으면 칼로리를 과잉섭취하게 되므로 살이 찔 수밖에 없다.

또한 콜레시스토카인은 페닐알라닌이라는 아미노산에 의해 분비가 촉진되는데 페닐알라닌을 원료로 쓰고 있는 갑상선호르몬, 스트레스호르몬, 엔돌핀 등의 과다생성으로 페닐알라닌이라는 아미노산의 결핍이 생기면 더욱 식욕이 조절되지 않는 경우도 발생할 수 있다. 이런 경우에는 원인치료가 필요하다.

이처럼 음식을 제대로 씹지 않고 빨리 먹는 습관은 소화기에 부담을 주고, 포만감을 주지 못해 과식을 유발하여 비만의 원인이 된다. 많이 씹고 천천히 먹는 것은 입안의 침샘을 발달시키고, 하악골을 발달시켜 인상을 야무지게 하고, 뇌를 충분히 마사지해주고, 피곤에 지친 위장의 부담을 덜어준다. 오래 씹고 천천히 먹어야만 건강하게 오래 살 수 있다.

또한 씹는 문제는 씹을거리가 있는 음식의 섭취와도 관련이 있다. 아무리 씹어 먹으려 해도 씹을거리가 없는 음식을 계속 씹을 수는 없는 일이다. 씹을거리가 있는, 다시 말해 껍질이 있고 딱딱하고 질긴 음식들로 식사를 준비해서 먹다보면 안 씹고 삼키기가 어려워진다. 현대인의 식습관 개선에서 씹을거리가 있는 음식을 마련하고, 더 씹고 천천히 먹으려는 의식적인 노력을 기울이는 것은 반드시 이뤄져야 할 중요한 부분이다.

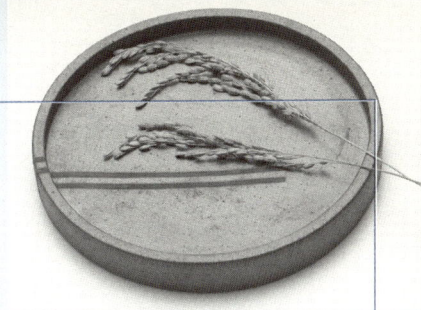

간식을 먹으면 안 될까?

간식 좋아하는 사람치고 건강한 사람을 찾아보기 힘들다. 식사시간이 아닌데도 계속 무언가를 먹고 있다는 것은 습관의 문제를 넘어서 병적인 문제라고 할 수 있다. 또한 간식을 끊임없이 먹게 되면 당장 위에 부담을 주는 문제가 발생하므로 가급적 피하는 것이 좋다.

간식을 먹으면 음식물을 소화시키기 위해 계속 일을 해야 하는 위장도 힘들지만, 혈류가 계속 위장 주변에 몰리게 되어 뇌와 사지 말단에서는 영양과 산소의 부족 증상이 일어날 수 있다. 식곤증이나 밥을 먹고 나서 현기증이 나는 등 더 피로를 느끼는 까닭이 여기에 있다.

일하는 중에 간식을 먹으면 일시적으로 기분이 좋아지는 것처럼 느끼지만 실제로 일의 능률은 더욱 저하된다. 만약 간식을 먹어야만 일을 할 수 있다고 한다면 그것은 이미 병적인 상

> 위장이 일할 때 일하고 쉴 때는 제대로 쉴 수 있도록 해주는 것, 모든 신체의 장기들이 제 역할을 할 수 있도록 잘 배려하는 것이 바로 건강을 향해 가는 첫걸음이다.

황이라 할 수 있다.

간식은 설탕과 지방이 많이 들어 있는 것이 대부분이고, 활동 중에 먹는 식품이기 때문에 부드럽고 간편한 것으로 이루어져 있다. 그런데 간식의 이런 특성은 주식과 간식의 자리를 뒤바꿔 놓 가능성을 충분히 갖고 있다.

또한 인스턴트·가공식품 위주의 간식들은 칼로리를 과잉으로 섭취하게 하는 원인이기도 하며, 신체의 기능을 혹사시키고, 효율을 높이기 위해 먹은 간식이 오히려 하루 일과의 효율을 저하시키는 원인이 되기도 한다.

보통 간식은 활동 중간에 에너지를 보충하기 위해 먹는 것인데, 현재 간식은 단순히 활동량이 늘어나서 먹는다고만은 볼 수 없는 문제를 안고 있다. 주식을 소홀히 했기 때문에 간식을 먹는 경우가 사실 더 많다. 이것은 과거와 주식의 질이 달라졌기 때문에 발생하는 문제이기도 하다.

섬유질이 풍부한 식품을 섭취하면 안정된 혈당을 유지할 수 있어 간식에 대한 욕구가 줄어든다. 그러나 주식에서 섬유질이 부족하게 되거나 빠르게 소화되는 단순당질 식품 위주의 식사를 하게 되면 혈당을 일정하게 유지할 수 없게 되어 자꾸 간식을 찾게 된다. 따라서 주식을 바꾸면 간식에 대한 욕구도, 간식을 먹어야 한다는 생각이나 의무감도, 간식을 먹는 것이 즐겁다는 착각도 자연스레 사라지게 된다.

　간식의 문제도 습관의 문제라 할 수 있다. 한 번 간식을 찾기 시작하면 반복적으로 더욱 간식을 찾게 된다. 습관적으로 하는 나쁜 행동들은 어쩌다 부작용이 예상되는 약을 한 번 먹는 것보다 훨씬 더 나쁜 결과를 가져올 수 있다.

　예로부터 지혜로운 우리 조상들은 때가 아닌 때에는 먹지 말라고 했다. 정해진 시간에 음식을 먹는 습관이야말로 자신의 몸을 아끼는 행동이다. 위에서 열심히 소화를 하고 있는 도중에 새로운 음식을 또다시 밀어넣어버리면 위장은 이미 소화되고 있는 것들과 새롭게 들어온 음식 사이에서 갈등하게 된다. 이 음식을 덜 소화된 형태로 그대로 십이지장으로 보내야 되는 건지, 아니면 더 소화를 시켜야 하는 건지 헷갈리게 되는 것이다. 게다가 음식이 계속 밀려들어오면 위장은 쉬지 않고 일을 해야 하는 처지에 놓이게 된다. 위장이 일할 때 일하고 쉴 때는 제대로 쉴 수 있도록 해주는 것, 모든 신체의 장기들이 제 역할을 할 수 있도록 잘 배려하는 것이 바로 건강을 향해 가는 첫걸음이다.

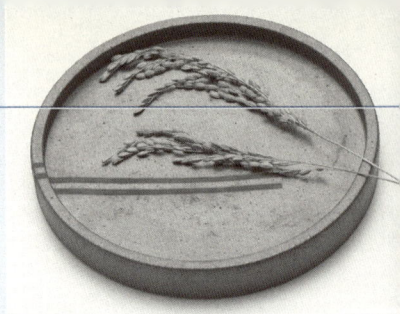

한밤중에 먹고 싶은데 어떻게 하지?

한밤중에 꼭 무언가를 먹으려고 하는 사람들이 있다. 하루 세 끼를 꼭 먹어야 한다는 강박관념으로 인해 바쁜 일과로 건너뛰게 된 한 끼를 찾아먹어야겠다는 생각에서 그런 것일 수도 있고, 바쁘게 일하다 늦은 시간이 아니면 식사할 시간이 나지 않아서 그런 것일 수도 있다. 혹은 저녁식사를 했는데도 그냥 자기에는 허전해서 뭔가를 먹다보니 그것이 습관이 되어버린 것일 수도 있다. 물론 시도 때도 없이 밤낮을 가리지 않고 식욕이 항진되어 있거나 공복감과 허전함이 참을 수 없을 정도가 되어 먹는 경우도 있다. 아니면 낮에는 정신적 긴장으로 인해 억제되어 있던 식욕이 저녁이면 되살아나 하루에 섭취해야 할 음식의 대부분을 저녁에 먹는 경우도 있다.

습관처럼 또는 생활이 되어버려 늦은 시간에 식사를 하는 것은 장기적으로 볼 때 신체에 좋지 않은 행동이다. 인체는 낮에는 분해하고 대사기능을 원활히 할 수 있도록 자율신경의 교감신경이 활발히 작동하며, 밤에는 다음날을 위해 신체에 필요한 물질들을 흡수하고 합성하기 위해 자율신경의 부교감신경이 활발히 움직인다. 그래서 밤중에 먹는 것은 대부분 흡수되어 분해되거나 잘 배설되지 않고 저축되며 새로운 물질을 합성하는 데 쓰여진다.

즉 밤에 먹는 음식은 살을 찌게 하는 원인이 될 수 있다. 또한 밤에 먹는 것은 자율적인 생체시계를 거스르는 일이기도 하다. 우리 몸의 생체시계는 낮에는 먹고 일하고, 밤에는 쉬고 자는 것에 맞춰져 있기 때문이다.

그런데 이런 생체리듬과 상반된 생활을 지속하다보면 신체는 자율적인 기능을 잃게 되고 에너지 효율과 일의 효율이 떨어지게 된다. 그래서 낮에 조금 먹어도 에너지를 잘 만드는 효율적인 시스템이 되지 못해 비만해지거나, 밤에 잠을 자지 않고 공부를 해도 성적이 오르질 않는다. 우리 몸의 생체시계라 할 수 있는 자율신경의 자율적인 리듬이 정상적으로 돌아갈 때 인간은 비로소 건강할 수 있는 것이다.

또한 낮에는 거의 먹지 않다가 밤만 되면 폭식을 하는 경우는 스트레스가 자율신경계를 교란시켜 낮에는 교감신경이 극도로 긴장하여 식욕을 잃게 하고, 밤에는 부교감신경이 흥분하여 식욕을 항진시키는 양극단의 생활을 지속하는 경우라고 할 수 있

> 식생활을 섬유질이 풍부한 자연적인 식사로 바꾸면 허기짐이 사라지고, 습관적으로 음식을 찾지도 않게 되며, 스트레스에 대해서도 강해지고, 당분의 대사도 생리적으로 정상적인 수준에서 바로잡을 수 있다.

다. 이런 극단적인 경우에는 야간에 먹는 것이 문제가 아니라 자율신경기능을 우선 회복하는 것이 중요하다. 그러기 위해서는 먼저 스트레스의 원인에서 멀어지거나, 스트레스를 해소할 만한 방법을 찾거나, 스트레스를 뛰어넘을 수 있는 가치 기준과 정신력, 체력 등이 필요하다.

한편 저혈당증과 당뇨병을 앓고 있는 환자들은 안정적으로 당분을 이용하지 못해 세포는 항상 굶주림의 상태로 허기져 있다. 이런 질병을 앓고 있는 사람들은 자율신경계도 함께 손상되어 있기 때문에 야간에 식욕을 조절하기가 더욱 힘들어진다. 따라서 이런 경우에는 당분의 대사를 정상화할 수 있는 올바른 식생활 지침을 따르는 생활이 먼저 선행되어야 한다.

정리하자면 한밤중에 먹는 버릇이 단순한 습관인 경우는 되도록 고치도록 해야 하고, 스트레스에 의한 경우라면 먼저 스트레스를 조절할 수 있는 대책을 마련해야 한다. 만약 당분의 대사와 관련한 질환으로 만성적인 배고픔의 상태라면 식생활을 개선하여 야간에 먹는 습관에서 벗어나도록 해야 한다.

어떤 경우든 식생활을 섬유질이 풍부한 자연적인 식사로 바꾸면 허기짐이 사라지고, 습관적으로 음식을 찾지도 않게 되며, 스트레스에 대해서도 강해지고, 당분의 대사도 생리적으로 정상적인 수준에서 바로잡을 수 있다.

  야간에 먹는 것은 병적인 상황에서만 제한적으로 그리고 일시적으로 시간을 두고 허용될 수 있는 일이다. 마지막으로 야간 식욕을 잠재우는 일은 일찍 자고 일찍 일어나는 자연의 리듬에 맞춘 생활 속에서 쉽게 이루어진다는 점을 기억하자. 이것은 건강을 유지하는 비결인 동시에 자기 성취감을 회복시켜 주는 과정이기도 하다.

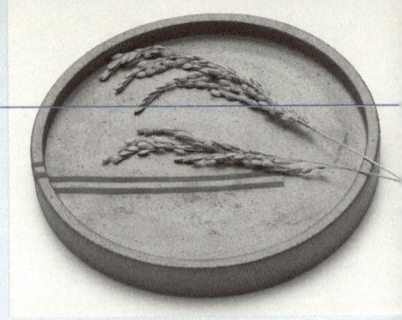

왜 고개를 들고 똑바로 앉아 먹으라고 할까?

못 살던 시절에는 먹을 것이 없었기 때문에 무엇이든 잘 먹을 수밖에 없었다. 그리고 먹을 것이 어느 정도 풍족해졌어도 우리는 무엇이든 잘 먹어야 복스럽다고 여기며 좋아한다. 특히 사위는 장모님이 잡아주시는 씨암탉을 마치 그릇에 고개를 박기라도 한 상태로 열심히 먹어야 사랑받을 수 있었다. 또한 그렇게 무슨 음식이든 주는 대로 잘 먹어야 더 대접받을 수 있기도 했다. 그래서인지 요즘도 일반적으로 음식을 게눈 감추듯 빨리 복스럽게 먹어야 사랑받는다고 생각한다. 그러나 이렇게 고개를 푹 숙이고 음식을 먹는 것은 잘못된 편견과 오해에서 비롯된 것이라 할 수 있다.

먹을 것을 열심히 권하고, 권한 음식을 모두 게걸스러울 정도로 열심히 먹어야 상대의 눈에 드는 이런 풍토는 개인의 의사가 존중되는 사회로 변하면서 많이 사라지긴 했지만, 아직까지도 밥상머리에 바짝 붙어 앉아 고개를 숙이고 맛있게 빨리 먹는 것을 미덕으로 생각하는 사람들이 많은 것이 사실이다.

　자기표현이 자유롭지 못하던 시절에는 밥상 앞에서 밥을 허겁지겁 맛있게 먹음으로써 밥을 준 사람에게 감사의 마음을 전달하기도 했으리라. 하지만 자유롭게 자신의 의사를 표현하는 현대인들의 밥상에서 더 이상 고개를 숙이고 묵묵히 밥만을 맛있게 먹는 모습은 그리 좋아 보이지 않는다. 이제 사람들은 밥상 앞에서 빨리 밥을 먹기보다는 밥상에서 같이 식사를 하는 사람들과 대화하며 여유 있게 음식을 즐기고 싶어한다.

　예나 지금이나 아이들은 특히 맛있는 음식을 먹을 때 형제나 친구보다 많이 먹으려고 하기 때문에 고개를 숙이고 먹게 된다. 어른들도 배가 고플 때는 고개를 숙이고 음식에만 집중하게 된다. 밥상과 입과의 거리가 멀면 빨리 음식을 먹을 수 없기 때문에 본능적으로 고개를 숙이게 되는지도 모를 일이다.

　그러나 고개를 숙이고 음식을 먹게 되면 등도 구부러지기 때문에 자연히 소화기능도 떨어지게 된다. 위장의 소화기능은 척추 안으로 흐르며 위장관으로 뻗어 들어온 자율신경에 의해 조절된다. 자율신경의 수축과 이완, 자율적인 기능이 위장관의 운동을 결정짓는 것이다. 그렇기 때문에 음식을 먹을 때 바른 자세를 취하는 것은 음식의 완전 소화와 내부 장기의 건강을 위해 절대적으로 필요한 일이다.

척추의 뼈가 조금이라도 제자리에서 벗어나기 시작하면 신경을 압박하게 되고, 그 신경이 지배하는 신체 장기의 기능은 급속도로 저하될 수밖에 없다. 따라서 위의 기능이 떨어진 사람들에게는 가슴을 펴고 자세를 바로 하고서 음식을 먹는 것은 무엇보다 중요한 문제가 된다. 당당하게 편 어깨와 가슴, 그리고 바른 자세에서 건강은 시작된다.

만약 누군가가 당신에게 고개를 들고 허리를 곧게 펴고 바른 자세를 유지하며 천천히 식사를 하라고 조언한다면 그야말로 당신의 건강을 염려해주는 사람이라 할 수 있을 것이다. 그리고 그 사람의 말을 따르는 것이야말로 건강의 밑거름을 마련하는 지름길이다.

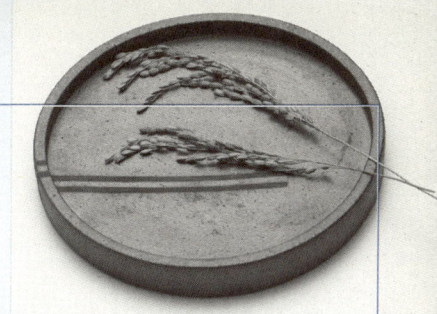

바쁜데 다른 일 하면서 밥을 먹으면 안 될까?

밥을 먹으며 다른 생각을 하는 사람들의 입놀림이 느려지는 것은 당연한 일이다. 특히 아이들은 더 그렇다. 우리 집 아이는 밥을 씹지 않고 물고만 있다고 걱정하는 부모도 많다. 텔레비전을 보며 밥을 먹는 아이들은 밥 떠먹는 일은 소홀히 하고 넋을 놓고 텔레비전 속으로 빨려 들어가기도 한다.

 씹을거리가 있는 음식으로 씹는 훈련을 받지 못했기 때문에 아이들은 밥을 입에 물고 다른 생각을 하기도 하지만, 그보다 더 문제는 밥을 먹으면서 다른 일을 하는 이른바 아이들의 멀티플레이를 허락하는 부모들이다. 그래서 요즘 아이들은 밥을 먹으며 텔레비전을 보고, 밥을 먹으며 만화책을 보고, 음악을 들으며 공부하고, 런닝머신에서 뛰며 텔레비전을 보는 일들이 크게 문제가 된다고 생각하지 않는다. 요즘 아이들처럼 한꺼번에 다양한 작업을 수행할 수 없는 기성세대들은 때로 콤플렉스를 느끼기도 한다. 하지만 한꺼번에 여러 작업을 수행하게 되면 각각의 작업이 갖는 의미는 반감될 수밖에 없다.

　밥을 먹는다는 것은 위장을 움직이겠다는 것인데 머리 쓰는 일을 밥 먹으면서 동시에 하면 혈액이 뇌로 몰려 소화기능은 저하되게 된다. 밥을 먹을 때는 온전히 밥에 마음을 주어야 위장관으로 피가 가고, 위장관으로 피가 가야 위장관의 운동이 원활해진다. 소화가 되지 않는다는 것은 위에 피가 돌지 않고 위의 기능이 저하되어 소화액이 충분히 분비되지 않는다는 것을 의미한다.

　밥을 먹는 동안 밥을 만들어준 사람들에게 감사하며 밥이 입 안으로 들어가 생명을 다스리는 생명물질이 되고 그 생명물질들이 혈액의 흐름을 이루며 전신을 타고 흐른다는 생각을 갖게 되면 그 때부터 밥을 먹는 것은 다른 것들을 생각하고 다른 일들을 하면서 밥을 먹을 때와는 확연히 다른 신체 상태를 만든다.

　운동은 내 몸의 이야기에 귀기울이는 시간이라는 말이 있다. 마찬가지로 들리지 않는 내 몸의 소리를 항상 느끼려 한다면 몸도 감사하며 더욱 주인을 위해 열심히 일하게 되지 않을까?

　모든 일에 집중하여 몸만이 아닌 정신까지 함께하는 작업은 그 일의 효율을 높인다. 또한 그것은 진정으로 자신을 아끼고 사랑하는 일이 되기도 한다.

　밥을 먹는 일에서도 마찬가지이다. 밥상에서 부부와 자녀 사이에 텔레비전이나 신문이 있다면 그 모든 것을 치우고, 서로에게 오늘의 할 일을 묻고 하루의 느낌을 물으며 대화하는 자리로 만들어보자. 그렇게 해서 식사시간을 자신과 가족 모두를 함께 사랑하는 시간으로 만들어야 한다.

 현대인들은 바쁜 일과 속에 어디에도 자기 자신이 없다는 이야기를 자주 한다. 하지만 아무리 바쁘다 해도 어떤 생각을 하고 무슨 일을 하든 관계없이 매 순간마다 거기에 자기 자신을 머무를 수 있게 하는 훈련을 해야 한다. 그리고 그것은 밥상 앞에서 시작될 수 있다. 아무리 바빠도, 아무리 시간이 없어도 결코 밥을 먹으면서 다른 일을 함께하지 말자. 밥을 먹을 때는 오로지 밥에만 집중하며 함께 밥을 나누는 사람들과 하나가 되기 위해 마음을 모으자.

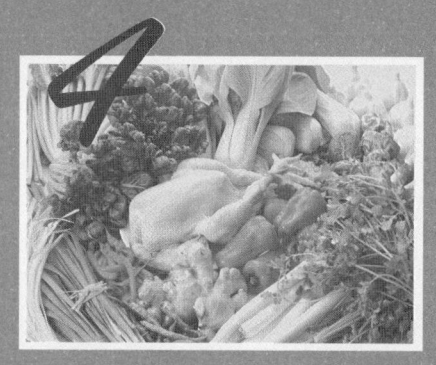

건강한 몸과 마음을 만드는 밥상

– 올바른 식생활을 위한 13가지 지침

더 이상 빵과 콘플레이크에 주식의 자리를 내주서는 안 된다. 이제 현미, 차조, 차수수, 율무, 기장, 통보리, 콩, 팥 등을 충분히 활용하는 통곡식의 식사로 주식을 바꿔야만 한다. 이렇게 식사를 현미잡곡밥으로 바꾸는 것은 아주 중요한 의미가 있는 일이다. 현대인에게 섬유질을 충분히 보충하는 문제는 칼로리의 섭취를 방해하는 문제 그 이상의 의미가 있기 때문이다.

올바른 식생활을 위한 지침 ❶

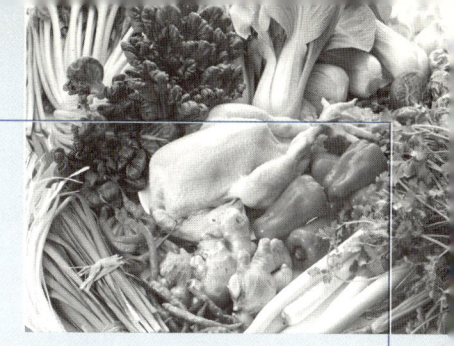

현미잡곡밥을 먹자

어느 나라든 식사의 기본이 되는 주식은 자연적인 식품에서 크게 벗어나지 않았다. 그런데 요즘 우리나라에서 주식의 자리를 대신하고 있는 빵과 콘플레이크는 전통적으로 빵과 시리얼 등을 주식으로 했던 나라들의 그것과는 아주 다르다고 할 수 있다. 현재 우리가 먹고 있는 빵과 콘플레이크는 자연 상태의 영양과 생명력을 그대로 살려놓은 자연식품이라기보다는 모든 영양이 제거된 완전한 가공식품이라 할 수 있다.

약 100여 년 전부터 지금까지 급속하게 일어난 식생활의 변화 중 가장 중요한 부분은 복합당질의 섭취에서 단순당질 섭취로 칼로리의 보급원이 바뀐 것이다. 섬유질이 제거되고 빨리 소화되는 단순당분인 설탕의 직간접 섭취가 급속하게 늘어났다. 또한 지방 섭취의 증가, 변질된 지방의 이용, 식품을 통한 화학물질의 체내 다량 유입 등 식품의 질의 변화가 위험수위를 넘어서고 있는 실정이다.

특히 씨눈과 섬유질이 제거된, 도정하고 정제, 가공한 곡식을 주식으로 삼고 있는 것은 가장 큰 문제라 할 수 있다. 도정된 곡식과 정제된 당분을 섭취하면 중성지방의 축적이 심각하게 늘어나게 된다. 씨눈조차 찾아볼 길 없는 하얀 쌀밥의 유혹이나 통밀의 거침보다 더 매력적인 흰 밀가루의 부드러움 같은 것은 정신 차리고 따져보면 사실 몸이 원하는 것이라기보다는 혀가 원하는 것이라 할 수 있다.

> 영양 과잉의 시대인 요즘 섬유질은 우리에게 더욱 필요한 요소이다. 현대인에게 하루에 필요한 충분한 섬유질의 섭취를 위해서는 반드시 밥을 바꿔야 한다.

더 이상 빵과 콘플레이크에 주식의 자리를 내줘서는 안 된다. 이제 현미, 차조, 차수수, 율무, 기장, 통보리, 콩, 팥 등을 충분히 활용하는 통곡식의 식사로 주식을 바꿔야만 한다. 이렇게 식사를 현미잡곡밥으로 바꾸는 것은 아주 중요한 의미가 있는 일이다. 현대인에게 섬유질을 충분히 보충하는 문제는 칼로리의 섭취를 방해하는 문제 그 이상의 의미가 있기 때문이다.

섬유질을 단순히 소화를 방해하는 식품으로 분류하거나, 칼로리와 영양의 흡수를 방해하는 식품으로만 알고 그 섭취를 망설인다면 그것은 아주 잘못된 생각이다. 영양 과잉의 시대인 요즘 섬유질은 우리에게 더욱 필요한 요소이다. 비록 채소, 과일, 해조류 등을 먹음으로써 섬유질을 섭취할 수 있다고 해도 현대인에게 하루에 필요한 충분한 섬유질의 섭취를 위해서는 반드시 밥을 바꿔야 한다. 보통 샐러드로 먹는 채소들은 꼭 짜게 되면 90% 이상이 수분으로 빠져나간다. 또한 과일과 해조류를 먹는 양에도 한계가 있기 때문이다.

아직도 현미잡곡밥이라고 하면 당뇨환자를 비롯한 암환자들의 식사로만 생각하는 사람들이 많다. 하얀 밥에 길들여진 아이들은 거무튀튀한 색깔에 꼭꼭 씹어야 넘어가는 현미잡곡밥에 대해 거부반응을 보인다. 하지만 잡곡밥에 한번 길들여지면 흰쌀밥은 싱겁고 맛이 없게 느껴지게 된다. 이처럼 현미잡곡밥을 맛있게 느끼게 되는 것은 첨가물의 맛이 아닌 영양의 맛 때문이다.

처음부터 완전현미잡곡밥을 하기 어렵다면 7분도미, 5분도미를 사용하거나 통곡식의 비중을 조금씩 늘려나가면서 익숙해지도록 하는 것이 좋다. 뭐든지 습관이 되기까지가 어려운 것이지 일단 습관이 되고 생활이 되어버리면 그 다음부터는 아무것도 아니게 된다. 그리고 아무것도 아닌 생활 그 자체가 건강을 지키게 되는 것이다.

현미잡곡밥을 지을 때는 현미 60~70%에 차조·차수수·통밀·통보리·율무·기장 중 3가지 이상을 섞어 30% 정도를 채우고, 팥과 콩을 10% 정도로 섞어 밥을 지으면 맛있게 지을 수 있다. 만약 흰쌀밥을 계속 먹어 와서 바로 현미밥을 먹는 것이 곤란하거나, 좀더 차지게 먹고 싶다면 현미찹쌀을 넣어 밥을 좀 질게 해서 먹다가 차츰 그 양을 줄여가도 된다.

잡곡은 구입하는 대로 일정한 비율로 섞어두고 밥을 짓기 전에 현미와 섞어둔 잡곡을 불린다. 팥은 압력솥을 사용하는 경우에는 따로 불려놓지 않아도 되지만 일반 밥솥을 사용하는 경우에는 미리 물을 넉넉하게 붓고 터지지 않도록 삶아 건진 뒤 냉동실에 보관해 두었다가 사용한다. 콩은 현미와 잡곡 불리는 시간 정도만 불려서 넣으면 된다. 콩을 오래 불리게 되면 퍼져 버려 촉감과 맛이 떨어지게 된다. 그리고 압력솥을 이용할 경우에는 굳이 콩을 불리지 않아도 맛있게 익는다. 더구나 햇콩은 불리지 않고 넣어도 일반 밥솥에서도 잘 익는다. 수수의 아린 맛과 현미의 피트산을 일정 정도 제거하고 밥을 먹기 좋게 하기 위해서는 1~2시간 정도 불리는 것도 현미잡곡밥을 맛있게 짓는 하나의 방법이다. 하지만 그렇게 하는 것이 반드시 좋다고는 할 수 없다. 요즘은 압력솥이 좋아 불리지 않아도 밥이 잘 되기 때문에 각자 취향에 따라 밥을 짓는 방법을 선택하는 것이 좋다.

> 차츰 습관이 된 후에는 좀 되게 해서 먹어야 현미식을 하는 목적 중의 하나인 씹는 훈련을 할 수 있다.

처음에 현미잡곡밥을 지

을 때는 물을 넉넉히 잡아 조금 질고 차지게 하는 것이 먹기에 좋다. 그러나 차츰 습관이 된 후에는 좀 되게 해서 먹어야 현미식을 하는 목적 중의 하나인 씹는 훈련을 할 수 있다.

옛날에는 현미잡곡밥을 지을 때, 밥도 푹 익고 맛도 더 낼 수 있는 방법의 한 가지로 소금을 약간 첨가하기도 했다. 그러나 압력솥의 상태가 좋아진 요즘 굳이 그런 방법까지 쓸 필요는 없다. 특히나 염분 과잉섭취 시대에 살고 있는 우리가 그럴 필요가 있겠는가.

혹은 밥에 윤기가 나고 잘 굳지 말라고 황설탕을 약간 첨가하는 경우도 있었다. 하지만 이것도 다 옛날 이야기이다. 장작을 때서 하는 밥도 아니고, 압력솥이 있는데 굳이 그럴 필요는 없을 것이다.

소금이나 설탕 대신 취향에 따라 약간의 변화를 주면 보다 맛있는 밥을 지을 수도 있다. 밥이 다 된 후 먹기 바로 전에 참기름, 통깨나 검은깨 등을 함께 섞어 먹는 것도 한 방법이다. 이 외에도 건강에 도움이 되는 쪽으로 개인의 취향과 사정에 맞게 다른 방법도 찾아보기 바란다.

한편 다양한 식사를 하지 않는 아이들의 경우에는 현미잡곡깨밥을 해주는 것도 좋다. 깨를 넣어서 같이 버무려 먹거나 밥을 뭉친 후 깨에 굴려 주먹밥을 해주어도 된다. 현미잡곡밥이 남아 찬밥이 생긴 경우에는 기름을 두르지 않은 프라이팬에 물을 조금 두르고 찬밥을 얇게 펴서 노릇노릇하게 부치면 누룽지 과자가 되고, 이것을 다시 끓이면 구수한 누룽지밥이 된다.

만약 위장에 탈이 나서 소화기능이 떨어져 있는 경우나 질병과 싸우느라 입맛을 잃은 경우라면 현미오곡을 가루 내어서 죽을 쑤어먹어도 좋다. 또는 차조나 기장을 사용해서 조죽이나 기장죽을 쑤어먹어도 좋다. 죽을 쑬 때는 불린 곡식의 양보다 6배 정도의 물을 사용하는데, 이때 다시마와 버섯과 각종 야채를 우린 야채탕(203페이지 참고)을 사용해서 죽을 쑤면 좋은 환자식이 된다.

올바른 식생활을 위한 지침 ❷

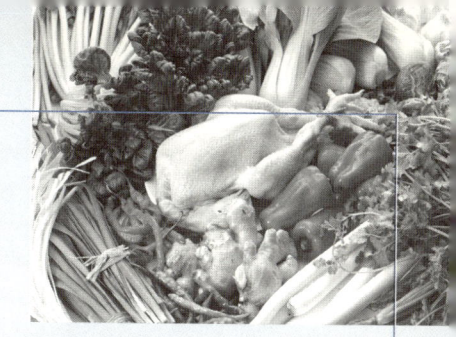

제철의 신선한 채소를 먹자

요즘은 제철채소라는 말이 무색할 정도로 원하면 사철 언제든지 채소를 구입해 먹을 수 있다. 채소만 그런 것이 아니라 과일도 그렇다. 저장·보관·유통과정의 개선으로 이제 어떠한 식품이든 계절을 가리지 않고 먹을 수 있는 천국 같은 세상이 된 것이다. 그러나 원하는 것을 아무 때나 먹을 수 있는 것이 과연 천국인지 다시 한번 생각해 볼 문제다.

모든 식물체들은 자체의 생명력을 가지고 있다. 또 나름대로의 성장조건을 가지고 있다. 이것이 자연의 섭리이다. 그런데 이러한 식물의 성장환경을 인위적으로 만들어주면 기본적인 식물체의 생명을 보장할 수는 있겠지만 결코 자연의 손길이 닿은 생명체들의 생명력에는 비교할 수가 없다.

야생의 풀과 노지의 채소들은 색이 아주 진하다. 잎이 푸르다는 것은 햇빛을 충분히 받아 엽록소의 양이 많다는 것을 의미한다. 노지의 채소가 질기고 거친 것은 엽록소에서 충분한 광합성이 일어나 전분질과 섬유질의 합성이 활발했기 때문이다. 또한 고유의 향과 맛은 비타민과 유기 영양소의 합성이 충분하게 이루어졌다는 것을 말한다.

 일조량이 충분하지 않고 자연의 기운을 받을 수 없는 비닐하우스 속 농작물들의 영양 가치를 자연 속에서 성장한 유기농법의 농산물들과 비교할 수는 없는 일이다. 결국 같은 이름의 채소나 과일을 먹는다 해도 그것이 어떻게 자랐는가에 따라 다른 영양을 갖고 있을 수밖에 없고, 그렇게 질이 다른 식품을 우리는 먹고 있는 것이다.

 제철음식을 먹자는 것은 하우스 농작물을 되도록 먹지 말자는 이야기이다. 제철의 신선한 채소나 과일을 먹어야 유통과 저장과정 중에 손실될 수 있는 영양의 손실을 최대한 막을 수 있기 때문이다. 봄에는 우리 몸에 겨우내 쌓였던 노폐물을 배설하게 하며 입맛을 돌게 하는 봄나물을 먹어야 한다. 여름에는 여름채소, 겨울에는 묵나물을 먹으며 음식에 담긴 자연의 기운을 받아야 우리의 생명을 제대로 유지할 수 있는 것이다.

 푸른잎 채소는 그 색이 진할수록, 그리고 그 향이

> 사람들이 줄기와 뿌리를 버리고 부드러운 부분만을 찾아 먹는 까닭은 이미 연하고 부드러운 것들에 길들여져 버린 탓에 씹기 싫어하기 때문이다.

진할수록, 또한 그 질김이 강할수록 더욱 좋다. 하우스 채소보다는 노지의 채소가 좋고, 화학농법으로 키운 채소보다는 유기농법으로 키운 채소가 좋고, 노지의 채소보다는 산과 들판의 야생의 풀뿌리들이 더 좋다.

 요즘 사람들은 채소를 먹을 때 질긴 줄기나 지저분한 뿌리는 모두 버려버린다. 애초에 구입할 때부터 그런 식으로 겉보기에 깨끗하게 손질된 것을 찾는다. 하지만 진짜 영양은 줄기와 뿌리에 들어 있다. 이런 사실을 알면서도 사람들이 줄기와 뿌리를 버리고 부드러운 부분만을 찾아 먹는 까닭은 이미 연하고 부드러운 것들에 길들여져 버린 탓에 씹기 싫어하기 때문이다.

 한편 우엉, 연근, 더덕, 도라지, 당근, 무 같은 뿌리채소들은 보통 뿌리만 먹지만 잎과 줄기도 먹을 수 있다. 무를 무청과 함께 먹는 것은 정말 좋은 것인데 요즘 깍두기에서는 무청을 찾아 볼 길 없으니 안타까울 따름이다.

 양파, 오이, 당근, 양배추, 양상추, 상추, 케일, 쑥갓, 부추, 무순, 치커리 등의 채소류는 고추장이나 된장에 날로 찍어 먹거나 쌈으로 먹기도 하지만, 먹기 좋게 썰어 샐러드 소스를 만들어 버무려 먹어도 좋다. 맛이 그다지 강하지 않은 소스에 샐러드로 만들어 먹으면 많은 양을 먹을 수 있고 영양도 보완할 수 있다.

 고추장과 된장에 무즙이나 과일즙, 식초, 조청, 미강유(쌀겨기름), 참기름 등을 넣어 묽게 만들어 생채소를 버무려 먹으면 자극적이지 않아 좋다. 특히 아이들은 고추장과 된장이 맵고 짠맛이 강해 잘 먹지 못하기 때문에 이처럼 자극이 덜한 소스를 만들어 버무려주면 잘 먹을 수 있다. 또한 이것은 채소를 많이 먹을 수 있는 방법이기도 하다. 따라서 나름대로 다양한 소스를 개발해보는 것도 좋을 것이다. 조금만 생각하면 두부땅콩소스, 간장소스, 묽게 만든 고추장과 된장소스, 참다래양파사과소스 등 새로운 여러 가지 소스를 개발할 수 있을 것이다.

샐러드로 채소를 먹으면 영양소의 손실 없이 많이 먹을 수 있지만 채소에는 수분이 90% 이상 들어 있으므로, 살짝 데쳐서 먹는 것도 채소를 충분히 먹을 수 있는 하나의 방법이다. 그런 면에서 숙채와 생채를 함께 즐겼던 우리 조상들은 정말 지혜로웠다 할 수 있다. 한편 너무 질기거나 말린 산나물, 뿌리채소의 경우에는 삶거나 익혀서 먹을 수밖에 없다.

앞으로는 푸른잎 채소류(배추·무청·상추·쑥갓·부추·시금치, 제철의 산나물 등)와 뿌리를 먹는 뿌리채소류(무·양파·당근·감자·고구마·우엉·연근 등), 그리고 열매를 먹는 열매채소류(오이·가지·토마토) 등 종류별로 제철의 채소를 다양하게 밥상 위에 올리도록 하자. 또한 부드러운 부분만 먹으려 하지 말고 되도록 잎과 줄기와 뿌리 모두를 먹도록 해야 한다.

올바른 식생활을 위한 지침 ❸

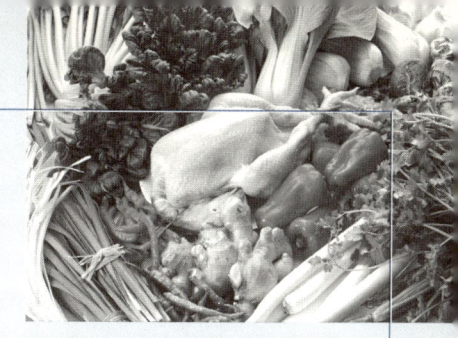

매일매일 콩을 먹자

세상에 콩만큼 완벽한 식품도 없을 것이다. 단백질, 섬유질, 레시틴, 칼륨, 마그네슘, 망간, 실리카 등 다양한 영양소를 가지고 있는 콩은 비타민C를 제외한 모든 영양분이 들어 있다고 해도 과언이 아닐 정도이다. 따라서 복합당질과 섬유질과 필수지방과 미네랄이 들어 있는 콩류식품을 밥상에 매일 올리는 것은 우리 몸에서 결핍되기 쉬운 영양소들을 보충할 수 있는 좋은 방법이다.

콩의 섬유질은 당뇨병의 예방과 치료에 도움을 주고, 칼륨과 마그네슘은 심장병에, 콩의 필수지방은 고지혈증의 예방과 치료에 도움을 준다. 또한 콩류식품은 아이들의 지구력과 인내력을 키워주고 두뇌를 좋게 한다. 좋은 먹을거리는 모두 약이 된다고 했다. 다양한 요리의 식품재료로 사용되는 콩류식품 역시 건강을 지키고 질병의 치료를 돕는 약과 같은 훌륭한 식품이라 할 수 있다.

한편 콩을 많이 먹거나 장기간에 걸쳐 먹게 될 경우 요오드의 흡수를 방해할 수 있으므로, 요오드가 충분한 식품의 섭취에 신경을 써야 한다고 한다. 하지만 균형잡힌 자연적인 식생활을 유지한다면 결코 우리의 식생활이 콩의 과다섭취로 인한 요오드의 결핍을 불러오지는 않을 것이다. 예를 들어 예전에도 두유나 콩국을 상식할 때는 다시마환이나 다시마가루를 함께 이용했다. 요즘처럼 과학적으로 무슨 성분이 들어 있는지는 몰라도 자연스럽게 어떻게 먹어야 하는지를 알고 있었던 것이다.

된장, 청국장, 콩비지, 두부, 연두부, 순두부, 콩나물은 모두 콩으로 만들어진 식품이다. 따라서 매일같이 콩류식품을 밥상에 올리는 것은 그리 어려운 일이 아니다. 하루는 콩비지, 하루는 순두부된장국, 하루는 청국장, 하루는 콩나물국, 하루는 콩국수, 하루는 두부조림, 하루는 콩자반 하는 식으로 얼마든지 다양하게 매일같이 콩류식품을 밥상에 올릴 수 있다. 우리가 늘 쉽게 구해 먹을 수 있는 식품들이었기 때문에, 그리고 그 진정한 가치를 몰랐기 때문에 신경을 쓰지 못했을 뿐이다.

된장찌개, 된장국, 청국장찌개 등은 야채탕에 된장과 청국장을 풀고 두부, 버섯, 미역, 무청, 배추, 호

> 가급적 식용유의 사용을 줄이려고 한다면 저민 두부에 양념장을 얹어가며 야채탕을 조금 붓고 두부찜을 해먹어도 아주 좋다.

박, 양파, 파, 마늘 등을 넣어 끓여낸다. 된장국을 끓일 때 표고 버섯가루를 넣는 것도 좋고, 조개와 바지락 같은 해산물을 같이 넣고 끓여도 좋다. 취향에 따라 약간의 고추장이나 고춧가루를 넣을 수도 있고, 집에 있는 다른 채소를 더 첨가하여 끓여낼 수도 있다.

콩비지는 묵은 김치를 씻어 잘게 썰거나 무채 등을 이용하여 얼큰하게 끓여낼 수도 있고, 콩비지만을 야채탕에 하얗게 끓여 간장, 후추, 파, 마늘, 깨소금, 참기름 등을 섞은 양념장을 끼얹어 먹어도 좋다. 예전엔 두부를 만들기 위해 두유를 짜고 남은 찌꺼기를 사용해 콩비지를 만들었지만, 요즘에는 직접 맷돌이나 믹서에 불린 콩을 갈아서 만들 수 있고 맛도 좋다. 콩국을 만들기 위해 불려서 삶아 놓은 콩을 냉장고에 넣어둔다면 언제든 쉽게 할 수 있는 요리이다.

순두부는 얼큰하게 탕으로 끓여낼 수도 있고, 콩비지처럼 하얗게 끓여 양념장을 끼얹어 먹을 수도 있다. 연두부와 두부는 데워서 간장 양념장을 끼얹고 깨소금과 참기름을 좀 더 넣어 먹을 수 있다.

또한 모든 찌개와 국에 넣어 먹을 수 있는 두부는 사용범위도 넓고 맛도 아주 좋은 음식이다. 미강유나 들기름을 둘러 부쳐내 양념장을 찍어 먹는 두부부침으로 먹어도 좋고, 부쳐낸 두부에 약간의 물을 붓고 양념장을 얹어 조려서 두부조림으로 먹어도 좋다. 기름을 둘러 부치면 수분이 날아가 고소하게 씹는 맛을 즐길 수 있지만, 가급적 식용유의 사용을 줄이려고 한다면 저민 두부에 양념장을 얹어가며 야채탕을 조금 붓고 두부찜을 해먹어도 아주 좋다. 두부찜은 뜨거울 때 먹어야 더욱 제 맛이 난다.

꼭 짠 두부와 잘게 썬 갖가지 채소에 통밀가루와 소금, 후추를 넣어 수분을 없애고, 달걀을 풀어 기름을 약간 두른 팬에 숟가락으로 조금씩 덜어내어 부쳐도 좋다. 기름의 사용을 되도록 줄이기 위해서는 프라이팬은 화학물질이 배어나지 않으며 바닥이 일어나지 않는 코팅상태가 좋은 것을 선택한다. 그리고 달걀찜을 할 때 물기를 꼭 짠 두부를 넣고 채소를 잘게 썰어 넣어 두부달걀찜을 할 수도 있다.

> 콩도 통곡의 하나이므로 껍질째로 먹는 것이 좋다. 거피를 하면 섬유질과 다른 영양소들도 같이 제거되기 때문이다.

콩국이나 두유를 만들 때는 작은 콩나물콩이나 메주콩을 사용한다. 콩은 하루 정도 물을 갈아가며 불린다. 끓는 물에 불린 콩을 넣고 다시 끓기 시작한 후 10~15분 더 끓인 후 불을 끄고 식힌다. 이때 덜 삶으면 비린내가 나고 푹 삶으면 메주냄새가 나므로 주의해야 한다. 불린 콩에 취향에 맞게 물을 부어가며 믹서에 갈아 마시면 된다. 보통 약간의 소금으로 간을 해도 무방하지만 혈압과 혈당 조절에 도움을 주기 위해서 먹는 경우라면 소금 간을 하지 않는 것이 좋다. 곱게 갈면 먹기는 편하지만 섬유질과 영양소가 그만큼 파괴되므로 좀 덜 갈아야 섬유질이 덜 파괴되고 다른 영양소의 파괴도 줄일 수 있다.

매번 콩을 삶아서 갈아먹어야 하는 것이 번거롭다면 불려서 삶은 콩을 국물과 함께 지퍼백이나 비닐봉투에 한 번 먹을 만큼씩 담아 공기를 최대한 제거한 후 냉동실에 보관해둔다. 이렇게 해두면 먹기 전에 한 봉지씩 냉장실로 내려서 해동한 다음 설탕과 소금을 넣지 않고 생수를 넣어 믹서에 갈아 마시면 된다. 먹는 양과 물의 양은 각자 식성에 따라 조절하면 된다. 콩국이나 두유를 마신 후엔 채소나 과일 한 쪽으로 입가심을 해도 좋다.

한편 예전부터 콩국을 만들 때는 껄끄럽다는 이유로 거피를 하고 콩을 갈아 만들었는데 콩도 통곡의 하나이므로 껍질째로 먹는 것이 좋다. 거피를 하면 섬유질과 다른 영양소들도 같이 제거되기 때문이다. 시판되는 두유는 껍질을 제거한 것으로 완벽한 콩의 장점을 취할 수 없을 뿐만 아니라, 첨가물이 너무 많이 들어 있다. 콩과 같이 불포화지방산이 많이 들어 있는 식품은 장기간 유통되는 과정에 산화의 위험이 있기 때문에 산화방지제가 첨가되며, 지방의 분리를 막는 유화제도 첨가된다.

하지만 부드러운 식사에만 익숙해져 있어 위장기능의 저하로 섬유질이 많은 식품에 소화불량 증상이 있는 사람은 우선은 거피를 해서 두유를 만들어 마셔도 된다. 또한 콩국을 만든 다음 가제에 걸러 두유를 만들어 마실 수도 있다. 그러나 자연식을 통해 위 상태가 점점 회복되면 껍질째 콩을 갈아먹는 것이 좋다. 섬유질이 많은 식품이 처음엔 약간의 불편함을 줄 수도 있지만 그것이 위장의 기능을 해치지는 않는다.

한편 시판되는 콩 가공식품들은 대부분 수입콩으로 만들어지고 유전자 조작이 우려되기도 한다. 만약 유전자변형 콩이 두렵다면 우리 콩을 공급하고 있는 생활협동조합이나 믿을 만한 유기농 업체를 이용하면 된다. 우리 콩을 많이 사용하는 것은 콩 농사를 짓는 농촌을 살리는 일일 뿐만 아니라 이 땅에 사는 우리가 사는 길이기도 하다.

올바른 식생활을 위한 지침 ❹

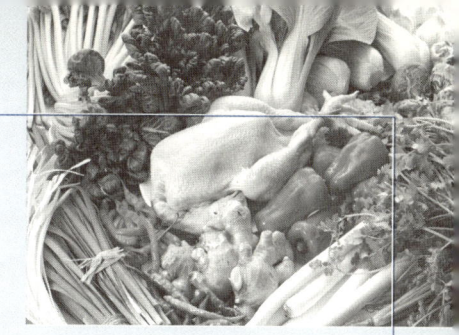

해조류도 날마다 먹자

해조류는 바다의 영양을 듬뿍 가지고 있는 식품이다. 그래서 푸른색의 해조류를 바다의 채소라 부르기도 한다. 해조류에는 미네랄이 풍부해 해조류를 먹으면 수십 종에 달하는 미네랄을 한꺼번에 먹을 수 있다. 또한 해조류에는 머리를 좋게 하는 필수지방산도 함께 들어 있다. 해조류에서 비릿함이 느껴지는 것은 필수지방산 때문이다. 게다가 섬유질도 풍부하다. 이런 해조류는 현대인의 성인병 예방과 치료에 큰 도움이 된다.

다시마는 검고 두꺼운 천연산을 먹는 것이 가장 좋다. 미역도 마찬가지이다. 파래와 김도 양식할 때 사용하는 염산이나 첨가제의 문제가 있긴 하지만 그래도 아직까지는 자연적인 식품이라고 할 수 있다.

다시마는 국물요리에 미리 넣어 우려낸 다음 사용하거나 야채탕을 만들어놓고 사용해도 좋다. 다시마를 야채 우린 물에 넣고 불린 다음 간장과 조청을 넣고 쫀득할 때까지 조려서 다시마조림을 해 먹을 수도 있다. 또는 물에 불려 쌈으로 먹을 수도 있다. 또한 환으로 만들었다가 식탁에 놓고 언제든지 먹을 수도 있다. 하지만 기름에 튀기는 것은 건강에 좋지 않기 때문에 오래 보관하며 먹는 튀각은 해먹지 않는 것이 좋겠다. 튀김이 먹고 싶다면 어떤 튀김이 됐든 한 번 먹을 분량만 튀겨서 먹는 것이 좋다. 또 튀김에 사용한 기름은 다시 사용하지 않도록 한다.

　미역은 보통 미역국으로 먹는다. 때로는 된장국에 넣기도 하고, 불린 미역이나 생미역을 살짝 삶아 초고추장에 무쳐 먹어도 좋다. 미역의 조리방법에는 다소 한계가 있긴 하지만 푹 끓인 미역국만큼 우리 몸의 대사와 노폐물 배설을 돕고 맛과 영양이 좋은 것도 없다.

　김은 날로 먹는 것이 가장 좋고, 그 다음은 구워서 간장에 찍어 먹는 것이 좋다. 그 다음이 들기름을 바르고 소금을 뿌려 구워서 바로바로 먹는 것이다. 김 역시 기름을 발라 구워서 오랫동안 보관하며 먹는 것은 좋지 않다. 김과 파래김, 청각 등은 살짝 구운 후 부숴 참기름이나 들기름에 대강 무쳐서 간장, 조청, 깨소금을 넣어 김무침, 파래무침, 청각무침으로 먹어도 좋다.

　파래는 원래 구워서 양념장과 함께 먹었고, 말린 청각이나 생파래는 무침으로 많이 사용했다. 생파래가 나오는 계절에는 채

썬 무와 함께 새콤하게 무쳐 먹으면 별미다.

　이런 해조류를 밥상에 날마다 하나씩 올리는 것도 중요하다. 간혹 다시마에는 요오드가 풍부하기 때문에 요오드를 과잉섭취하지 않을까 하는 생각에 다시마를 많이 먹으려 하지 않는 경우도 있는데, 일반적으로 식품을 통한 미네랄의 과잉현상은 나타나지 않는다. 결정적으로 미네랄은 먹는다고 무작정 흡수되는 것이 아니고 신체의 필요에 따라 흡수되기 때문이다.

　해조류 역시 많이 먹는다고 해도 전혀 문제가 되지 않는 훌륭한 식품이다. 콩류식품을 많이 먹는 만큼 해조류를 많이 먹는 것도 득이 되면 득이 됐지 해가 되지는 않는다.

올바른 식생활을 위한 지침 ❺

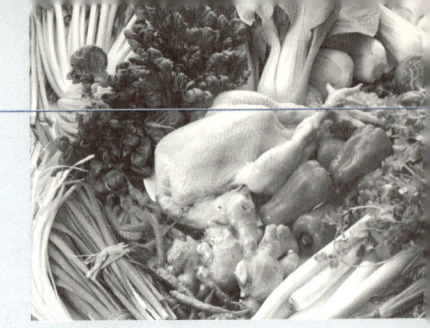

생선은 신선한 생물을 통째로 먹자

생선에 소금을 뿌려 말린 것이나 오랜 시간 냉동한 생선은 차라리 안 먹는 것이 낫다 할 수 있다. 특히 DHA, EPA같이 산화되기 쉬운 고도의 불포화지방산이 많은 등 푸른 생선을 오랜 시간 냉동하면 산화될 위험이 더 높다. 긴 유통과 보관과정 중에 산화된 불포화지방산은 세포의 구조를 변질시켜 체질을 바꾸어놓고 발암의 원인물질로 작용할 수도 있다.

따라서 고등어, 삼치, 꽁치, 청어 같은 등 푸른 생선은 생물로 조리해서 바로바로 먹는 것이 가장 좋다. 생물이 다소 비싸다 해도 냉동생선 두 번 먹을 것으로 생물 한 번 먹으면 된다. 그 편이 영양면에서도 낫고 안전하며, 결과적으로 우리 몸에도 좋다.

현대는 굳이 염장이나 냉동이 필요한 시대가 아니다. 먹고 싶으면 언제든지 구입해서 먹을 수 있는데도 굳이 많은 분량의 생선을 소금을 뿌려 말리거나 냉동실에 얼릴 필요는 없다. 지방이 많은 식품들은 오랜 시간 냉동보관하면 부패는 막을 수 있을지 모르지만 지방질의 산화가 계속 일어난다는 사실을 결코 잊어서는 안 된다.

생선에 들어 있는 DHA, EPA와 같은 필수지방산은 혈액을 깨끗이 해서 심장병의 발생을 줄이고, 뇌세포와 시세포의 구성성분으로 아이들의 두뇌와 눈의 건강을 지켜준다. 또한 염증과 통증을 억제하는 생리물질을 합성하므로 관절염을 비롯한 신체의 통증에도 효과가 있다.

미국인의 경우 현재 1/4이 생선을 전혀 먹지 않고 있으며, 아이들의 혈액에서도 DHA, EPA라는 필수지방산은 찾아볼 수 없다고 한다.

생선은 머리를 포함하여 뼈까지 통째로 한 마리를 먹는 것이 가장 좋다. 보통 뼈까지 먹는 생선 하면 멸치만을 생각하는데, 작은 생선들은 모두 머리와 뼈까지 함께 먹을 수 있다. 꽁치는 압력솥에 넣고 양념장을 끼얹어 찜을 하면 머리와 뼈도 먹을 수 있다.

또한 작은 생선을 먹으면 환경오염의 피해도 상대적으로 덜 입게 된다. 바다의 오염도 점점 심각해지는 상황에서 먹이사슬의 낮은 단계에 있는 작은 생선은 오염도가 덜 하기 때문이다. 먹이사슬의 윗단계로 올라갈수록 환경오염물질의 농축이 심해진다. 따라서 먹이사슬의 아랫단계에 있는 작은 생선을 먹는 것이 더 안전하다.

또 되도록 오염되지 않은 먼 바다에서 자연산으로 큰 생물을 먹는 것이 좋다. 그런 생물을 머리도 내장도 뼈도 모두 함께 먹을 수 있으면 가장 좋을 것이다.

하지만 갈수록 바다의 오염이 심각해지는 상황에서 내장과 머리를 먹는 것에는 주의를 기울일 수밖에 없다. 바다가 오염되면서 생선의 몸에도 환경오염물질들이 쌓이게 되었기 때문이다. 환경오염물질들은 주로 지방조직에 축적되는데, 그러다 보니 지방의 함량이 많은 머리와 내장 부분에 농축이 집중된다. 생선 머리와 내장은 원래 영양이 풍부한 부위지만 환경오염이 심각한 현대에는 근해에서 잡은 생선의 머리와 내장을 즐기는 것은 건강에 해가 될 수도 있다.

되도록 오염되지 않은 신선한 생선을 일주일에 1~2회 정도 먹는 것이 좋다. 만약 생선을 너무 좋아해 편식을 하게 되면 오히려 영양의 불균형과 오염물질의 피해를 한꺼번에 볼 수도 있다. 혹 시급하게 질병을 치료해야 하는 경우라면 생선 섭취를 신중하게 생각해야 한다. 병이

> 생선에 들어 있는 DHA, EPA와 같은 필수지방산은 혈액을 깨끗이 해서 심장병의 발생을 줄이고, 뇌세포와 시세포의 구성성분으로 아이들의 두뇌와 눈의 건강을 지켜준다.

깊을수록 음식은 되도록 땅에서 나는 것으로 간단히 먹는 것이 좋다. 생선은 지방뿐만 아니라 단백질을 보충하는 식품이기도 하기 때문이다. 단백질의 과잉 섭취는 알레르기를 일으키고, 질병 치료에서 단백질의 과다한 공급은 모든 세포의 교체와 회복을 지연시킨다.

굴, 조개, 바지락, 꼬막 등에도 훌륭한 단백질과 영양물질이 풍부하게 들어 있기 때문에 패류로 생선을 대신할 수도 있다. 하지만 바다오염에서 패류 역시 자유로울 수는 없다는 점을 기억해야 한다. 그러나 현미잡곡밥과 채식 위주의 식사와 함께 생선과 어패류를 먹으면 오염물질의 피해가 그리 심각하게 나타나지 않는다. 섬유질과 엽록소가 풍부한 자연식, 어패류의 아미노산류 등은 중금속과 다이옥신을 흡착하고 배설하며 분해를 촉진하기 때문이다.

생선은 보통 조림이나 구이로 먹게 되는데, 조림을 할 때는 신선하고 얼리지 않은 생물을 구입해 적당히 자른 다음 냄비 바닥에 무를 먼저 깔고 그 위에 생선을 얹는다. 그리고 야채탕에 간장, 조청, 청주, 생강가루, 파, 마늘, 고춧가루, 깨소금 등을 넣어 조려낸다.

구이를 할 때는 기름을 두르지 않은 채 태우지 않고 구워서 먹는 것이 좋다. 소금과 후추 등으로 밑간을 해두었다가 눌어붙지 않도록 코팅처리가 잘 되어 있는 프라이팬에 구워내면 된다.

생선살채소볶음은 맛과 영양, 안전성을 모두 지킬 수 있는 음식이다. 발라낸 생선살에 소금과 후추로 밑간을 해놓고, 호박, 당근, 양파, 양배추, 버섯 등에 소금, 참기름, 깨소금, 후추, 굵게 썬 파 등을 넣어 버무린다. 마늘은 채를 쳐서 프라이팬에 약간의 기름을 두르고 볶는다. 마늘이 볶아지면 양념한 채소를 넣어 볶다가 마지막에 생선살을 넣어 익힌다. 이때 느타리버섯은 한 번 데쳐내어 채소와 함께 밑간을 해두면 좋지만, 팽이버섯이나 송이버섯 등은 맨 마지막에 그냥 넣어도 된다. 생선살채소볶음은 아이들에게 채소와 생선을 한 번에 먹일 수 있는 좋은 요리이다.

멸치는 잔멸치, 볶음멸치, 다시멸치 등으로 나누어져 있는데 다양하게 사용하는 것이 좋다. 다시멸치의 경우 쓴맛을 싫어하는 사람들은 내장과 머리를 제거하는데 꼭 그럴 필요는 없다. 달구어진 프라이팬에 기름을 두르지 않고 살짝 볶아 멸치의 비린내를 먼저 제거할 수도 있다. 비린내를 제거한 멸치를 고추장, 조청, 참기름, 파, 마늘, 깨소금 등을 섞은 고추장 양념에 무쳐 먹기도 하고, 기름에 볶아 먹기도 한다. 기름에 볶을 경우에는 기름을 약간 두르고 저민 마늘을 먼저 볶다가, 간장과 조청을 넣고 달구어지면 그때 멸치를 넣고 버무리다가 바로 불을 꺼야 딱딱하지 않게 먹을 수 있다.

바지락이나 조갯살 등은 그 안에 들어 있는 아미노산이 구수한 맛을 내기 때문에 국물요리에 많이 사용한다. 때문에 바지락은 천연의 조미료라고 할 수 있다. 조갯살, 새우살, 꼬막, 오징어, 낙지 등은 살짝 데쳐서 간장양념이나 고추장양념에 무쳐 먹을 수도 있고, 샐러드의 재료로 사용할 수도 있다. 또 조갯살이나 오징어는 데쳐서 간장에 조려낼 수도 있다.

굴은 성장과 면역에 관여하는 미네랄이 많은 식품이지만 특유의 향이 있어 아이들은 잘 먹지 못한다. 어른들이 즐기는 생굴이나 어리굴젓 등을 아이들이 즐기기는 힘들다. 따라서 아이들에게는 굴을 소금물에 씻어내고 후추로 밑간을 한 뒤, 우리 밀가루를 묻히고 달걀물을 입혀 굴전을 만들어주면 좋다. 굴전은 편식하는 아이들에게 아주 좋은 요리이다. 또 잘게 다져서 다른 식품과 함께 부침을 해줘도 좋다.

올바른 식생활을 위한 지침 ❻

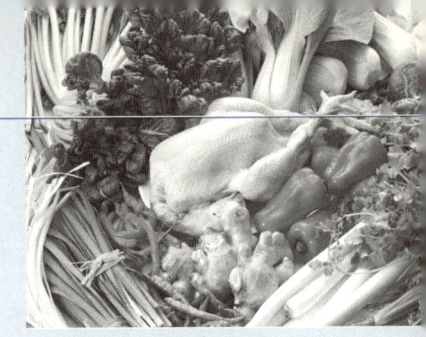

제철과일과 신선한 견과류를 즐기자

과일도 채소와 마찬가지로 제철의 신선한 것을 먹는 것이 좋다. 요즘 아이들은 제철과일을 모른다. 겨울에도 수박과 딸기가 나오고, 여름에도 사과와 귤을 먹을 수 있으니 그럴 수밖에 없는 노릇이다. 자연의 손길이 아닌 인간의 손으로 조작된 식품들이 자연식품인 양 천연덕스레 우리의 밥상에 오르지만 거기에는 더 이상 옛날의 맛이 남아 있지 않다. 자연의 기운을 온전히 담고 있지 않은 하우스 재배 과일들에는 영양도 예전만큼 들어 있지 않다.

하지만 제철의 과일은 영양이 풍부할 뿐만 아니라 오염된 환경 속에서 살아가는 우리에게 해독과 치유의 기회를 제공하기도 한다. 특히 과일이 가진 영양은 모두 껍질에 있다고 해도 과언이 아닌데, 껍질에 있는 영양과 생리활성물질은 노폐물의 해독과 배설에 관여한다.

오염시대에서 그나마 우리가 할 수 있는 일은 자연농법을 지원하고 그 속에서 키워진 제철의 과일을 먹는 것이다. 과일의 씨에는 시아노코발아민이라는 비타민B12를 만드는 데 필요한 시안이란 물질을 포함하고 있는 아미그달린이라는 청산배당체가 있다. 이것은 곡식의 씨눈에도 있고 살구씨, 오얏씨, 사과씨, 수박씨 등 씨앗과 종자류에 많이 분포한다.

아미그달린을 암 치료에 응용하고 있는 나라도 있다. 요즘 이러한 이유 때문에 살구씨가 껍질을 벗긴 상태의 씨앗이나 기름으로 유통되기도 하는데 여기에도 문제는 있다. 아미그달린은 수용성 비타민과 비슷한 물질이어서 기름에 녹지 않는다. 때문에 살구씨 기름엔 아미그달린이 없다고 할 수 있다. 그러니 살구씨 기름에서 아미그달린의 효과는 기대할 수 없을 것이다. 또한 껍질이 벗겨진 상태로 장기간 유통되게 되면 씨앗에 풍부한 불포화지방산은 공기 중의 산소로부터 산화의 위협을 받게 된다.

따라서 모든 씨앗류와 견과류는 껍질째 구입하고 오래 보관하지 않은 상태에서 먹는 것이 좋다. 땅콩, 호두, 잣 모두 훌륭한 건뇌식품이지만 산화의 위협에서 자유로울 수는 없다. 특히 지방산이 많아 산화위험도가 높은 수입 아몬드와 소금 뿌린 맛땅콩 등은 먹지 않는 것이 좋다.

과일은 씨까지 먹을 수 있는 것이면 모두 먹는 것이 좋다. 그리고 되도록 통째로 먹는 것이 좋다. 갈아먹거나 주스로 만들어 먹게 되면 과일 안의 섬유질은 파괴되거나 손실되어 당분의 흡수를 촉진시키게 된다. 똑같은 과일이라도 통째로 씹어 먹을 경우 당분의 흡수속도가 신체가 처리하기에 가장 적합한 수준이다.

또한 100% 무가당주스의 함정에 빠져서는 안 된다. 무가당이라는 의미는 설탕을 첨가하지 않았다는 것일 뿐 단 맛을 내기 위해 합성감미료를 사용하지 않았다는 의미는 아니다. 무가당주스라 해도 합성감미료를 비롯한 다른 식품첨가물들이 들어간다. 무가당주스에는 설탕 대신 포도당, 액상과당 등이 들어가 있다는 점을 기억하자. 이 세상에서 가장 좋은 음식은 가공하지 않은 자연 상태의 것이다.

마지막으로 과일을 먹을 때 주의할 점은 과일은 어디까지나 후식이라는 사실이다. 과일은 결코 다이어트를 위한 대용식이 될 수 없고, 식사를 대신할 수도 없다. 식사 후 먹는 과일 한 쪽은 영양을 보완하고 소화를 도우며 입안을 개운하게 해서 상쾌함을 주지만, 그 이상의 과일은 살을 찌게 하고, 우리의 입맛을 당분 위주로 고정시켜버린다.

올바른 식생활을 위한 지침 ❼

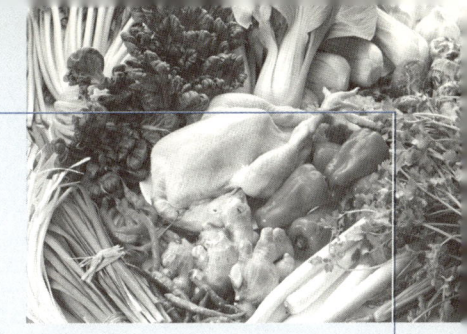

면역기능을 강화하는 버섯을 자주 먹자

많은 종류의 버섯이 우리의 밥상에 오르고 있다. 표고버섯, 송이버섯, 느타리버섯, 팽이버섯, 목이버섯 등등 버섯에는 각기 다른 고유의 맛과 향과 질감이 있다. 또한 특정한 약효가 있다는 약용버섯도 많이 재배되고 있다. 영지, 운지, 아가리쿠스, 동충하초 등이 많은 만성질환의 치료를 돕는 건강식품으로 사용되고 있다.

이런 버섯을 좋아하는 사람도 있지만, 그렇지 않은 사람도 많다. 특히 아이들 중에는 버섯을 씹는 느낌이 이상하다며 먹지 않으려 하는 경우가 많다. 아이들뿐만 아니라 어른들 중에서도 굳어진 편식습관으로 인해 버섯을 외면하는 경우가 많은데, 버섯이 가진 영양을 생각할 때 이것은 정말 안타까운 일이다. 물론 자연산이 아닌 양식 버섯은 대량양식을 위해 항생제를 뿌린다고도 하고 양식인 만큼 버섯 본연의 맛과 향과 영양을 충분

건강한 몸과 마음을 만드는 밥상 173

히 살리지 못하긴 하지만 양식이라 해도 우리 몸에 이로운 역할을 하는, 식탁을 보다 다양하고 풍성하게 해주는 식품이다.

버섯의 영양은 그 안에 함유되어 있는 다당체에서 비롯된다고 할 수 있다. 다당체는 수용성 섬유질로 콜레스테롤을 흡착하여 혈액을 정화하고, 당분의 흡수속도를 조절하며, 면역세포를 훈련시키는 역할을 한다. 그래서 버섯을 먹으면 혈액이 맑아지고 면역기능이 높아져 각종 만성, 퇴행성 질환을 예방할 수 있다.

버섯은 자실체와 균사체로 이루어져 있는데, 우리가 먹는 버섯의 부위는 버섯의 갓과 대인 자실체이다. 균사체는 버섯의 뿌리 부분에 있는데 자실체보다 영양이 많다. 요즘은 영지 균사체, 표고 균사체, 운지 균사체 등 버섯의 균사를 상품화한 버섯 균사체 식품도 많이 선보이고 있다. 그런데 몸에 좋다고 하니 건강을 위해 이런 고가의 제품은 약으로 섭취하면서도 밥상에서 버섯을 음식으로 섭취하지 않는 것은 어리석은 일이다.

우리가 식용하는 버섯들은 몸통에 해당하는 것으로 균사체에 비해 영양과 효과가 좀 떨어지긴 하지만 매일 반찬으로 먹는다면 훌륭한 면역 강화식품이 될 수 있다. 따라서 버섯을 상에 올리는 일은 게을리하면서 제품화된 것으로만 영양을 해결하려는 것은 비경제적이고 정성도 부족한 일이다. 또한 모든 식품은 통으로, 전체를 먹어야 한다는 기준에도 적합하지 않다.

그런데 영양뿐 아니라 맛 또한 뛰어난 훌륭한 식품이 바로 버섯이다. 마음만 먹으면 얼마든지 다양한 버섯을 구입해서 밥상 위에 올릴 수 있다. 요리 또한 버섯부침, 버섯채소볶음, 버섯무침, 버섯찌개, 버섯된장국, 버섯전골 등 다양하게 응용해서 만들어볼 수 있다.

표고버섯은 햇볕에 말리면 자외선에 의해 비타민D의 합성이 증가하므로 햇볕에 잘 말려서 사용하는 것이 좋다. 말린 표고버섯을 가루내어 보관하거나 잘 손질해서 저장해두면 언제든지 필요할 때 간편하게 사용할 수 있다.

버섯전골을 할 때는 야채탕에 고춧가루를 풀고 갖은 채소와 두부, 양파, 파, 마늘 등을 함께 넣어 해먹으면 좋다. 또 살짝 데친 느타리버섯은 당근, 양파, 피망 등의 채소와 함께 버섯채소볶음을 해먹어도 좋고, 그대로 적당히 썰어 소금과 후추로 밑간을 한 후 우리밀가루를 묻혀 수분을 제거하고 달걀물을 입혀 적당한 크기로 먹기 좋게 버섯채소전을 부쳐내도 된다. 버섯채소전과 버섯채소볶음은 누구나 잘 먹는 요리이다. 표고버섯과 송이버섯도 똑같은 방식으로 만들어 먹을 수 있다. 팽이버섯은 찌개와 국에 많이 사용하지만 살짝 데쳐 오이와 양파, 당근, 피망 등과 함께 고춧가루, 식초, 조청, 참기름, 파, 마늘, 참깨 등을 넣어 무쳐 먹으면 식욕을 돋군다.

올바른 식생활을 위한 지침 ❽

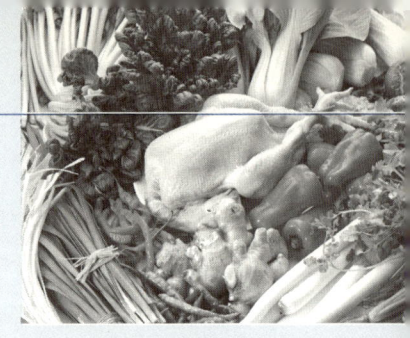

육류, 달걀, 우유는 귀하게 먹자

사실 육류와 달걀과 우유를 얼마나 먹어야 하는지의 문제를 다루는 것은 대단히 신중한 일이다. 그러나 요즘 우리가 먹는 육류, 달걀, 우유는 더 이상 옛날에 먹던 것과 같지 않다는 사실을 알아야 한다. 이 점을 안다면 육류와 달걀과 우유를 먹는 것이 조심스러워질 수밖에 없다.

육류식품은 조리법이 간단하고 맛을 쉽게 낼 수 있어 많은 사람들이 좋아한다. 뿐만 아니라 전후 세대들은 육식과 경제적 여유는 비례하는 것으로 생각하고, 젊은 세대들은 서구적 식문화를 즐기는 것이 곧 여유로운 삶을 즐기는 것이라고 생각하기 때문에 육류 섭취는 계속 늘어나기만 하고 조금도 줄어들 기미를 보이지 않고 있다.

이처럼 폭증하는 육류의 수요는 결국 초식동물인 소에게 양고기와 같은 동물사료를 먹여 광우병이라는 대재앙을 불러왔다. 또한 소 한 마리를 키우기 위해 소가 먹어치우는 엄청난 양의 건초와 곡식과 물의 소모는 전 세계적으로 식량난과 환경오염, 생태계의 파괴까지 부추기고 있는 실정이다. 그래서 이제 단백질식품이라기보다는 지방식품이 되어버린 육류의 섭취를 줄이는 것은 영양의 균형과 건강의 회복과도 연결되지만, 생태계 전체가 공존할 수 있는 길을 모색하는 것이기도 하다.

풀을 먹고 자라는 초식동물인 소는 이제 곡류로 채워진 배합사료를 먹고 자라며 자신의 지방층을 늘린다. 우리는 소갈비, 부드러운 안심, 꽃등심, 차돌박이의 고운 지방층을 보며 군침을 흘린다. 모두 기름층이 잘 잡혀 있는데 당연히 그 맛도 기름에서 나오는 것이다. 야생고기에 비해 목축고기는 지방의 함량이 5~6배 이상 증가했다고 한다.

예전에 어쩌다 한 번 먹었던 고기는 질기기 짝이 없었고 국을 끓여도 누런 기름이 떴었다. 풀을 먹고 움직이며 자란 소들이 만들어낸 고기는 단백질의 함량이 높기 때문에 질겼던 것이고, 좋은 지방산들이 있었기 때문에 누런 기름이 떴던 것이다. 하지만 풀을 먹지 못하고 자라는 소들은 DHA, EPA와 같은 좋은 지방산을 만들어내지 못하고 포화지방의 양만을 늘리게 된다. 요즘의 고기는 예전에 비해 단백질의 함량이 반으로 줄어든 만큼 지방 함량은 두 배 이상 증가하고 있다.

더구나 발육을 촉진하기 위해 사료에 배합되는 성장호르몬과 스테로이드 호르몬제, 우유량을 늘리기 위해 첨가되는 최유 호르몬, 각종 감염을 예방하기 위해 투여되는 항생제들과 백신들이 다량 함유되어 있다.

사육을 위해 만들어진 극도의 인위적인 스트레스 환경 속에서 자라는 소에게 그런 항생제와 호르몬제를 맞히면서 짜낸 것이 바로 우유이다. 최유 호르몬에 의해 억지로 분비되는 소의 젖에는 소가 송아지를 낳고 기를 때 젖에 분비되는 영양성분이 없다. 또한 이유기가 지난 뒤에도 계속해서 어미의 젖을 먹는 포유동물이 없다는 점을 기억한다면 인간이 평생동안 우유를 먹는 것은 납득이 되지 않는 일이다.

게다가 한국인의 90%는 유당을 소화하지 못하여 우유를 많이 마시면 설사와 복통을 일으키게 된다. 이런 유당불내증이 일어나는 것은 아이가 두 살이 지나 본격적인 식사를 하게 되면서 장내에서 유당을 분해하는 효소가 퇴화하기 때문이다. 또한 우유의 지방과 콜레스테롤은 육류와 유사해서 과민성 대장질환과 알레르기질환을 일으킬 수도 있다. 그리고 우유의 카제인 단백질 역시 알레르기를 일으키고 있다. 이런 점에서 볼 때 우유는 더 이상 칼슘보충을 위해서 꼭 마셔야 할 식품이라고 할 수는 없다.

달걀도 마찬가지이다.

> 예전에 집에서 풀어 키운 토종닭들은 DHA, EPA와 같은 좋은 지방산의 함량이 지금보다 20배나 높았을 것이라고 추정한다.

20여년 전만 해도 혹시라도 남이 먹을까봐 도시락 밑바닥에 숨겨놓을 정도로 귀했던 달걀은 이제 넘치도록 흔한 식품이 되어버렸다. 하지만 달걀이 가진 영양은 예전과 전혀 같지 않다. 우리는 희미한 형광등 아래 눈을 껌벅이며 앉아 있는 건강하지 못한 닭들이 낳은 무정란을 통해 영양보다는 오히려 화학물질을 섭취한다고 할 수 있다. 예전에 집에서 풀어 키운 토종닭들은 DHA, EPA와 같은 좋은 지방산의 함량이 지금보다 20배나 높았을 것이라고 추정한다. 이런 필수지방산들은 풀과 나뭇잎을 뜯어먹어야 생기는 것들이기 때문에 먹이가 바뀌고 키우는 방식이 달라진 닭에서 옛날의 영양을 기대할 수는 없는 일이다. 따라서 비록 똑같은 단백질 양과 칼로리를 보급한다 해도 엄연히 다른 식품이라 해야 할 것이다.

알레르기의 홍수시대를 살고 있는 우리는 주의해서 식품을 섭취하며, 칼로리 보충보다는 혼란된 면역기능을 되살리는 식생활에 주의를 기울여야 한다.

단백질을 과다섭취하면 위장의 염산 소화액과 췌장의 트립신과 같은 단백질 소화효소를 낭비하게 된다. 그 결과 세포의 대사와 교체, 재생과 회복 등이 지연된다. 또한 황이나 인과 같은 산성 미네랄을 많이 가지고 있는 동물성 단백질식품은 칼슘과 같은 미네랄의 소모를 부추긴다.

그렇다고 고기와 달걀과 우유가 지천인 세상에서 모두 피하

> 육류와 달걀의 섭취를 줄여도 콩류식품을 통해 충분한 단백질과 기타의 영양소들을 얼마든지 보충할 수 있다.

고 살 수만은 없는 일이다. 혹 질병이 있다면 반드시 피해야 하겠지만, 일반인들은 가끔 기분좋게 먹으면서 그 속에서 정신적인 위안도 받을 수 있다. 따라서 먹기는 먹되 귀하게 먹는 것이 중요하다. 예전에 생일날 혹은 명절날 먹었던 고깃국처럼, 볏짚꾸러미에 쌓여 비싸게 팔렸던 달걀과 도시락 밑에 깔린 눈물겨운 달걀프라이처럼 그렇게 귀하게 먹어보자. 매일 먹는 것이 아니라 어쩌다 한번 먹는 음식은 훨씬 더 맛있고 값지게 다가온다.

우선 되도록 육식을 하는 횟수와 육식위주의 외식을 줄이도록 한다. 그리고 고기를 먹을 때는 채소를 충분히 함께 먹도록 한다. 맛이 조금 덜하더라도 고기는 기름이 덜한 부위를 사용해 물에 삶거나 채소와 함께 볶아 먹는 것이 좋다. 만약 구워 먹는다면 절대로 타지 않게 해서 먹는다.

달걀은 무정란보다는 방목해서 키운 유정란을 구입한다. 유정란은 무정란보다 값이 두 배 정도 비싸긴 하지만 무정란 두 번 먹는 것보다는 유정란 한 번 먹는 것이 몸에 훨씬 좋다. 또한 달걀의 흰자는 비타민을 파괴하는 성분이 있으므로 반드시 익혀서 먹어야 한다. 달걀프라이보다는 기름도 사용하지 않고 소화도 잘 되는 찜을 해서 먹는 것이 좋다. 찜을 할 때는 물기를 짜낸 두부와 잘게 썬 채소를 함께 넣고 두부달걀찜을 해먹어도 좋다. 달걀말이를 할 경우에는 다양한 채소를 넣어서 함께 부쳐내도록 한다.

 인체에 가장 불리한 음식은 섬유질이 없는 음식인데, 고기와 달걀과 우유가 바로 그렇다. 또한 육류와 달걀의 섭취를 줄여도 콩류식품을 통해 충분한 단백질과 기타의 영양소들을 얼마든지 보충할 수 있다. 게다가 우리 몸은 중요한 단백질을 재회수해서 사용하기 때문에 쉽게 단백질 결핍증을 일으키거나 하지 않는다.

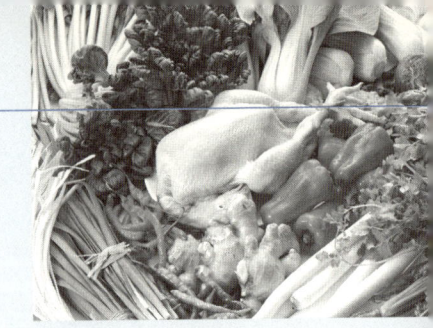

올바른 식생활을 위한 지침 ❾

화학조미료 대신 천연조미료를 사용하자

화학조미료가 얼마나 안 좋은지는 두말할 필요가 없을 것이다. 가공된 화학조미료를 사용하고 가공된 음식을 섭취하다보면, 이것들은 모두 영양과 맛이 제거된 상태이기 때문에 더 강렬하고 자극적인 것을 찾게 만든다. 또한 영양이 부족한 만큼 과식을 하게 만든다. 그런데 알면서도 손쉽게 구할 수 있다는 편리함 때문에 화학조미료를 계속 사용하게 된다. 건강을 생각하는 사람에게 이것만큼 어리석은 일도 없다.

이제 주방에서 맛소금, 흰소금, 흰설탕, 흰물엿을 모두 치워버리도록 하자. 그리고 그 자리를 천연조미료가 대신하도록 해보자. 다시마가루, 표고버섯가루, 새우가루, 멸치가루, 천일염, 참깨, 들깨 등의 천연양념을 통에 넣어 사용하는 것이다. 설탕과 물엿 또한 꿀과 조청으로 바꾸는 것이 좋다.

간장은 합성간장이 아닌 양조간장으로, 식초도 양조식초로 바꾸자. 된장과 고추장은 직접 담그기 어렵다면 믿을 만한 유기농업체와 생활협동조합을 이용해서 방부제와 각종 첨가제가 들어가지 않은 된장과 고추장을 구해 먹도록 하자.

또 천연조미료 역할을 하는 야채탕을 손쉽게 만들어 먹을 수도 있다. 이것은 보통 다시국물이라고 하는 것인데, 끓일 때 멸치와 다시마 정도만 넣지 말고 채소를 여러 종류 넣어 함께 끓여 국물을 미리 만들어놓으면 쓰임새가 아주 다양하다.

야채탕은 모든 찌개와 국, 죽의 국물로 사용할 수 있다. 또한 아이가 설사나 장염을 앓거나 병에 걸렸을 때 음료 대용으로 마시게 하면 기울어진 미네랄의 균형을 잡아줄 수 있다. 야채탕은 설사하는 아이에게 소아과에서 처방해주는 이온음료보다 훨씬 안전하고 훌륭한 영양을 공급해서 효과를 볼 수 있는 방법이다.

야채탕을 끓일 때는 우선 두껍고 까만 자연산 다시마를 반 줄기 정도 잘라 넣고, 멸치는 국물용으로 구입해서 프라이팬에 살짝 볶아 사용하거나 그냥 사용해도 무방하다. 그리고 표고버섯가루가 있으면 넣고, 양파, 양배추, 무, 당근, 감자, 마늘 등 집에 있는 채소를 모두 넣어 물을 충분히 붓고 1시간 정도 끓인다. 아주 많이 조린 후 얼음케이스에 얼려 한 쪽씩 떼어 천연조미료로 사용해도 되고, 2~3일분을 한꺼번에 만들어 병에 담아놓고 냉장고에 보관하며 사용해도 된다.

야채탕에 검은콩을 넣고 삶아 소금으로 간을 해두면 야채간장이 되는데, 이렇게 만든 간장을 사용해도 좋다.

　야채탕과 같은 천연조미료는 건강한 밥상을 차리는 데 기본이 되는 것이다. 만약 야채탕을 미리 만들어놓는 일이 번거롭다면 국물을 낼 때 항상 다시마를 사용하는 것이 좋다. 화학조미료에 길들여진 입맛은 처음엔 자연적인 음식을 맛있다고 느끼지 못하는데, 야채탕은 음식의 맛을 낼 뿐만 아니라 영양도 풍부하기 때문에 식생활을 개선하는 데 큰 도움이 된다.

올바른 식생활을 위한 지침 ❿

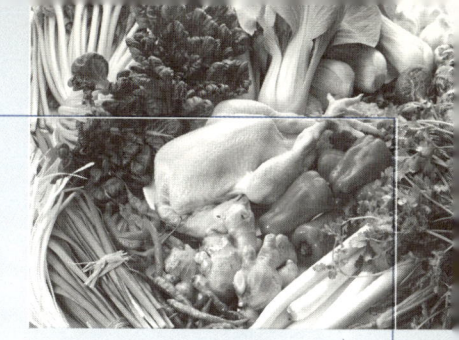

소스는 직접 만들어 먹자

우리가 가장 많이 사용하는 소스의 기본이 되는 것은 간장과 된장과 고추장이다. 그런데 바쁜 현대사회를 살아가면서 간장, 된장, 고추장까지 모두 담가 먹기란 그리 쉬운 일이 아니다. 그래서 요즘 젊은 세대들은 이런 장류식품을 시골에 계신 부모님께 의지하게 된다. 또한 세대를 막론하고 갈수록 직접 담가 먹는 가정이 줄어들면서 슈퍼마켓에 진열되는 장류식품의 종류는 점점 더 많아져만 간다.

발효식품이 얼마나 몸에 좋은 식품인지는 모두가 잘 알고 있다. 그러나 요즘 시중에서 팔리는 장류식품이 과연 발효식품으로서의 역할을 충실히 해낼 수 있을지에 대해서는 의문을 품게 된다. 물론 우리 땅에서 난 좋은 원료를 사용해 충분한 숙성과정을 거친 것이라면 그 질을 의심할 필요는 없을 것이다. 그러나 요즘 고추장은 너무 달고, 된장은 숙성이 덜 된 것이 팔린다. 또 화학간장이 판을 친다.

충분한 숙성과정을 통해 맛있게 담가진 양조간장, 우리 콩과 메줏가루의 영양이 살아 있는 된장, 태양빛을 고루 받은 좋은 고춧가루로 담가진 고추장이 우리에게는 필요하다.

간장, 고추장, 된장은 모두 저장기능이 강조되어 만들어진 식품이기 때문에 많이 사용하면 염분을 과도하게 섭취할 수도 있다. 그러나 염분섭취가 걱정되어 제조과정 중 소금의 사용을 줄이면 맛이 달라지고 보관 자체도 어렵게 된다. 하지만 발효식품의 염분은 천일염을 사용해 칼륨, 마그네슘을 비롯한 각종 미네랄이 들어 있기 때문에 꽃소금이나 맛소금을 즐길 때와 같은 염려를 할 필요는 없다.

한편 전통적인 발효식품인 장류를 희석해 사용하는 소스는 밥상을 보다 풍성하게 만들어준다. 장류를 이용해 얼마든지 새로운 소스를 개발할 수 있다. 이것은 고정관념에 얽매이지만 않으면 누구에게나 가능한 일이다. 다양한 소스를 개발하고 손수 만들어, 영양도 지키고 입맛도 지켜보자. 또한 주부가 개발한 독특한 소스는 그 집 고유의 자랑거리가 될 수도 있다.

우선 간장과 무즙과 양파즙으로 만든 간장소스로 채소를 버무려 먹을 수도 있다. 또 두부와 땅콩을 갈아 만든 소스로 마요네즈를 대신할 수 있다. 참다래와 양파와 사과를 갈아서 만든 새콤한 소스는 아이들의 입맛을 끌어당기기에 충분하다.

좋은 소스를 만들기 위해서는 먼저 다시마가루, 멸치가루, 표고버섯가루, 콩가루, 깨소금, 참기름, 들깨가루, 들기름 등의 천연양념들을 갖추어놓는 것이 좋다. 그리고 꿀과 조청, 양조식초, 다시마와 야채 등으로 우려낸 야채탕과 야채간장 등도 필요하다. 꽤 많아 보이지만 실제로 준비하다보면 우리가 일상적으로 먹어왔던 것들이라 그리 많지도 않고 쉽게 구할 수 있다는 걸 알 수 있다. 그리고 이런 천연양념과 그것을 이용한 소스야말로 영양을 보완하면서도 식품 본래의 맛과 향을 잃지 않게 해주는 것이다.

올바른 식생활을 위한 지침 ⓫

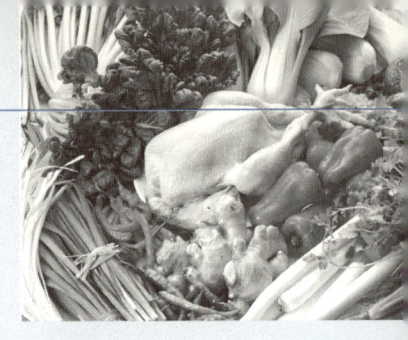

소금 대신 천일염을, 설탕 대신 조청을 사용하자

거무튀튀한 천일염은 78~85%의 소금과 각종 미네랄로 이루어져 있다. 하지만 정제염은 99%의 염화나트륨으로 되어 있고, 맛소금은 95%의 소금과 화학조미료 글루탐산나트륨MSG으로, 핵산조미료는 90%의 소금과 글루탐산나트륨과 핵산으로 되어 있다.

정제소금과 화학조미료의 위험성이 알려지자 업체에서는 고기맛, 해물맛, 멸치맛으로 겉모습만 바꾼 또 다른 화학조미료들을 탄생시켰다.

정제염은 순수 염화나트륨인데, 천일염을 정제한 것이 아니라 석유화학제품 생산공정의 부산물이다. 우리가 깨끗하다고 알고 있는 꽃소금은 여기에 화학조미료인 글루탐산나트륨을 넣고 영양을 위장하기 위해 핵산과 천연식품 소재를 일부 첨가한 것이다.

이렇게 가공과 정제과정을 거친 소금들에 비해 천일염은 바다 미네랄의 축소판이라고 할 만하다. 바로 여기에 천일염이 다시 부활해야 하는 이유가 있다. 수질오염을 막고 강을 살리고 바다가 더 이상 더럽혀지지 않도록 하기 위한 노력을 먼저 해야지, 인간에게 주어진 자연의 혜택인 천일염을 만들어내는 염전을 없애서는 안 될 일이다.

정부의 정책과 지원만 있으면 얼마든지 오염물질을 배제한 깨끗한 천일염을 만들 수 있다고 한다. 또한 지금 지저분하게 느껴지는 천일염 상태는 우리가 보통 생활하면서 음식물 하나를 손으로 집어먹는 정도에 불과하다.

천일염에 대한 논란은 아직도 계속되고 있긴 하지만 천일염을 나쁘다고 말하는 사람은 없다. 천일염은 집에서 한 번 헹군 후 프라이팬에 볶아 사용해도 된다. 또는 볶은 소금, 구운 소금을 생활협동조합이나 유기농업체에서 구입해 사용할 수도 있다. 천일염으로 담근 장과 정제염으로 담근 장맛은 비교할 수도 없을 정도로 차이가 난다.

설탕에서도 소금과 마찬가지로 흰설탕을 사용하지 않는 것이 좋다. 그렇다고 해서 황설탕이나 흑설탕이 흰설탕보다 나은 것도 아니다. 모두 비슷한 수준이라고 할 수 있다.

사탕수수나 사탕무에서 뽑아내는 원당은 천일염처럼 미네랄이 풍부할 뿐만 아니라 비타민과 섬유질도 풍부하다. 그런데 이런 원당을 정제하고 표백해 만든 것이 바로 설탕이다. 흰물 엿은 조청을 표백한 것이고, 요리당은 설탕을 녹인 것에 가깝다. 따라서 이제 설탕이나 여타 설탕 대체품보다는 조청을 사용하는 편이 낫다.

자연의 맛을 즐기는 가운데 자연의 혜택을 받아 건강해지길 원한다면 집 안에서만이라도 화학조미료와 정제염, 설탕을 추방해야 할 것이다. 또한 그런 부끄러운 식품이 들어 있는 가공식품도 되도록 먹지 않도록 해야 한다.

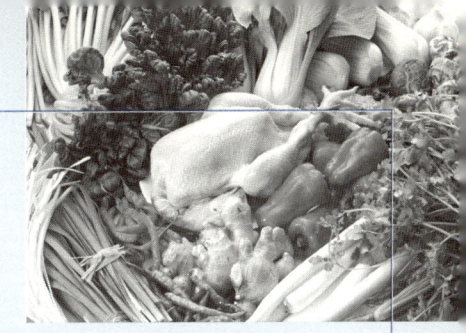

올바른 식생활을 위한 지침 ⑫

정제 식용유 사용을 줄이자

집에서 만들어서 먹는다고 해서 모두 자연식이라고 할 수는 없는데 그 중 대표적인 것이 바로 햄·소시지·어묵과 같은 인스턴트와 가공식품으로 만든 반찬과, 화학조미료를 사용하는 국물요리이다. 그리고 여기에 또 한 가지를 더하라고 하면 식용유를 사용하는 음식이 될 것이다. 식용유는 콩이나 옥수수로 만들긴 하지만 자연식품이 아니다. 식용유는 식물성 기름을 정제하고 표백하고 여과하고 탈취하여 만든 순수 가공식품이다. 우리가 이런 식용유를 먹기 시작한 것은 그리 오래 되지 않은 일이다.

육류지방에 들어 있는 포화지방이 몸에 안 좋다는 것을 알기 때문에 상대적으로 동물성기름보다는 식물성기름에 후한 점수를 주곤 하지만, 식물성지방의 섭취와 당질식품 섭취의 증가에 의한 중성지방 축적이 신체에 더 큰 문제를 일으키고 있다는

> 식물성 기름 섭취에서 문제가 되는 변질된 지방이란 산화된 지방의 섭취와 수소화된 지방과 트랜스형 전이 지방의 섭취에 관한 것이다.

사실에 주목해야 한다.

초식동물의 경우 풀을 뜯어먹지 않고 곡류를 중심으로 한 배합사료를 먹은 소, 닭, 오리, 토끼는 초식을 할 때와는 지방구성이 달라진다. 곡류를 통해 포화지방산의 합성이 증가하고 불포화지방산 중에서도 오메가-6 지방산의 합성이 증가하는 것이다. 이런 오메가-6 지방산은 식물성 기름에도 많다.

물론 오메가-6 지방산은 인체에 필요한 필수지방산이긴 하지만, 오메가-3 지방산과의 섭취비율이 깨지면 인간의 신체에서 암 발생률을 증가시킨다고 보고되었다. 따라서 오메가-6 지방산이 많은 식물유를 과다하게 사용하는 것과 변질된 식물유를 사용하는 것은 반드시 문제가 될 수밖에 없다. 그런 기름을 섭취하는 것이 곧 질병으로 연결될 수 있기 때문이다.

한편 오메가-3 지방산은 풀과 해조류를 먹고 자란 동물에서 그 합성이 증가하는데, 마찬가지로 사람들도 채소와 해조류와 생선을 통해 섭취할 수 있다. 결론적으로 말해 푸른잎 채소와 해조류와 생선을 먹고, 가공하거나 정제하지 않은 자연 상태 그대로의 식물유를 섭취해야 인체에 가장 적합한 필수지방산 비율을 유지할 수 있게 된다. 여기에서 오메가-6 지방산과 오메가-3 지방산의 섭취 비율이 무엇보다 중요하다.

지방산은 세포막을 이루는 중요한 성분으로 상온에서 고체 형태를 유지하는 포화지방산과 액체 형태를 유지하는 불포화지방산으로 나눌 수 있다.

이 중에서 포화지방산은 세포의 형태를 유지하는 구조적인 문제에 관여하고, 불포화지방산은 세포의 물질통로 역할을 하는 한편 프로스타글란딘이라는 국소호르몬을 만들어 혈액을 정화하고 염증을 억제하는 역할을 한다.

지방산을 섭취할 때는 무엇보다 그 비율이 중요하다고 했다. 우리가 식용으로 먹고 있는 다량의 콩기름·옥수수기름 등은 모두 오메가-6 지방산을 더 많이 가지고 있으며, 가공과정에서 필수영양소는 모두 제거되고 순수하게 기름만 남은 가공식품이다. 또 가공과정 중 변질된 지방산들을 많이 함유하고 있다.

식물성 기름 섭취에서 문제가 되는 변질된 지방이란 산화된 지방의 섭취와 수소화된 지방과 트랜스형 전이 지방의 섭취에 관한 것이다. 실온에서 액체 상태인 불포화지방산은 극히 불안정하여 공기 중에서 산화되기 쉬운데, 산소와 결합하여 발암물질을 만들어낼 수도 있다. 이것이 바로 산화된 지방의 위험성이다. 그리고 인공적으로 고온·고압에서 수소를 포화시켜 쇼트닝·라드와 같은 반고체 상태의 지방으로 만든 것이 수소화된 지방이고, 가공과정 중에 화학구조가 변질된 것이 트랜스형 전이 지방이다.

이렇게 변질된 기름들은 신체의 세포막의 지방구성을 변하게 해 체질을 바꾸고, 염증반응이 증가하고, 면역기능을 저하시키는 중요한 원인으로 작용한다.

기름은 저온에서 되도록 볶지 않고 짠 뒤 정제하지 않은 채 먹는 것이 가장 좋다. 그러나 이러한 기름을 구하는 것은 그리 쉬운 일이 아니다. 때문에 가급적 일반 식용유의 섭취를 줄이고 참기름이나 들기름과 같이 재래방식으로 짠 기름을 사용하는 것이 좋다. 참기름이나 들기름을 보관할 때는 밀폐용기에 담아 빛이 들지 않는 서늘한 곳에서 보관해야 한다.

참기름과 들기름도 역시 타지 않게 볶아서 짠 것이 좋다. 하지만 기름을 판매하는 업자 입장에서는 많이 볶아야만 기름이 많이 나오기 때문에 타지 않게 볶아서 짠 참기름과 들기름을 만나기도 쉽지 않다. 비록 그렇다 해도 참기름이나 들기름은 공장에서 헥산이라는 유기용매로 기름만 뽑아내는 시판 식용유와는 비교가 안 되게 나은 기름이라 할 수 있다.

또한 재래식으로 짜낸 기름에는 자체에 산화를 방지하는 영양소들이 들어 있기 때문에 시판 식용유보다 더 안전하다고 할 수 있다. 재래식으로 짠 기름의 병 밑에 가라앉는 것들이 모두 그런 영양소이다. 여기에는 기름의 변질을 막는 영양소부터 섬유질, 단백질, 미네랄이 모두 들어 있다. 그런데도 대부분의 주부들은 이것을 지저분한 것으로 알고 버리니 안타까운 일이다. 따라서 참기름이나 들기름을 사용할 때는 흔들어서 침전물까지도 모두 사용하는 것이 좋다.

 물론 기름 침전물을 사용하면 색상이 탁해져서 깔끔해 보이지 않는 것은 사실이다. 더구나 요리책에 나오는 요리들이 대부분 맛과 눈요기를 중심으로 발달하다보니 맑고 깨끗한 기름을 사용해야 음식이 보기에도 좋고 먹기에도 좋다는 생각을 하게 된다. 하지만 영양을 생각한다면 더 이상 깨끗한 기름만을 찾고 있어서는 안 될 것이다.

 또한 보통 기름은 쉽게 변질되는 식품이다. 그런데 그런 기름이 변하지도 않고 몇 년에 걸쳐 유통될 수 있는 이유는 과연 무엇일까? 그것은 기름에 산화를 방지하는 산화방지제를 넣기 때문이다. 기름을 통해서도 우리는 화학첨가물을 먹고 있는 셈이다.

 기름은 되도록 식품 속에 있는 자연 상태 그대로 섭취하고, 재래식으로 짜낸 참기름과 들기름 등을 사용하는 것이 좋다. 그리고 되도록 기름에 지지고 볶고 튀기는 요리는 피하고, 생으로 혹은 살짝 데치고, 찌거나 삶고 조려서 먹을 수 있는 요리로 바꿔나가며 식용유의 사용을 최대한 줄일 수 있도록 해야 할 것이다.

올바른 식생활을 위한 지침 ⓑ

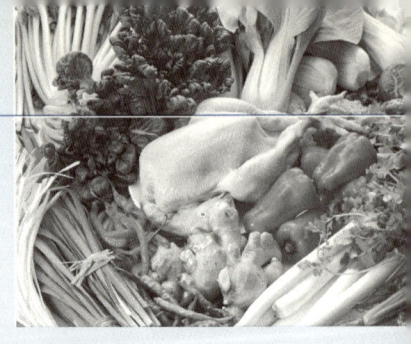

조금씩 간단하게 조리해
작은 그릇에 담아 바로 먹자

초보주부들은 나름대로 맛있는 음식을 만들어 가족에게 대접하고 싶은 소박한 꿈을 갖기 마련이다. 그래서 시중에 나와 있는 요리책을 사서 보게 되는데, 요리책에 나오는 조리과정은 복잡해서 따라하기가 만만치 않다. 뿐만 아니라 기름을 많이 사용하거나 튀긴 음식들이 많다.

요리책에 나오는 대로 재료를 손질하고, 양을 맞추고, 크기를 자르는 것은 초보주부가 아니라 웬만큼 요리에 익숙한 사람이라도 그리 간단한 일이 아니다. 그래서 그런 요리법에 익숙하지 않은 사람은 그것을 따라하다 포기하거나 해를 넘기기 일쑤이다. 우선 부드러운 음식을 만들기 위해 재료에서 제거해야 하는 부분도 많고, 나쁜 맛을 제거하기 위해 사전에 재료에 가해야 할 처치도 많다. 또 예쁜 모양을 내기 위해 일정한 크기로 자르거나 썰거나 해야 한다. 그래서 이런 요리책을 따라 한두 번 음식을 만들다보면 어느새 요리에 흥미를 잃고 음식 만드는 것에 관심을 갖지 않게 된다. 그리고 그 결과는 잦은 외식으로 이어진다.

그러나 사람이 먹는 음식은 예쁜 모양새 이전에 가장 자연적인 상태를 유지하는 것이 더 중요하다. 음식의 모양새에 신경을 쓰면서 음식을 눈으로 먹는다고도 말하지만, 결국 음식의 가치는 사람의 입으로 들어가 영양이 우리 몸에 제대로 흡수되는 데 있는 것이다.

따라서 요리법은 요리 자체를 위한 것보다는 사람에게 이로운 방향으로 개발되어야 한다. 결국 모양을 내기 위해 어려운 요리법을 따라하기보다는 자연적인 미각에 맞는 몸에 좋은 요리를 만들어내는 것이 더 필요한 일일 것이다.

또한 조리과정이 복잡할수록 영양은 사라진다는 점을 기억해야 한다. 조리과정이 길다는 것은 열과 압력을 그만큼 많이 가하게 된다는 이야기인데, 그 과정에서 많은 영양이 파괴된다. 그리고 오랫동안 열과 압력을 가하면 음식이 부드러워지기 때문에 쉽게 과식을 하게 되고, 본래의 맛과 향을 잃어 감미료를 찾게 된다.

따라서 되도록 짧은 시간에 간단하게 조리하거나, 혹은 자연그대로 이용하는 것이 최상의 요리법이라 할 수 있다. 그러니 더 이상 요리책에서 소개하는 요리 매뉴얼에 기죽지 말고 조리

과정을 줄이는 노력을 하도록 하자. 조리과정을 간편하게 하면 음식을 준비하는 번거로움과 스트레스도 줄어들 수 있다.

조리과정과 함께 생각해야 하는 또 하나가 바로 음식의 양이다. 큰 그릇에 가득 담아서 내놓게 되면 자연히 더 먹게 되는 것이 인지상정이다. 또한 먹다가 남은 음식은 대부분 쓰레기로 버려지게 된다. 우리는 현재도 이미 충분히 영양과잉 상태이기 때문에 지금보다 조금 덜 먹는다고 해서 문제가 생기거나 하지 않는다. 그러니 음식은 작은 그릇에 담아 조금씩 내놓고 먹도록 하자.

소식이 장수의 비결이라는 것을 부인하는 사람은 아무도 없다. 그러나 그런 사실을 알고 있음에도 불구하고 소식을 실천하고 좋은 식습관을 유지하는 일은 쉽지 않다. 약간 모자란 듯할 때 그만 먹는 것이 좋다고 하는데, 이것은 그릇을 작은 걸로 바꾸면 좀더 해결하기 쉬워진다.

또 애초에 음식을 만들 때 많은 양을 하기보다는 조금씩 하는 것이 좋다. 많이 해서 냉장고에 보관했다가 먹는 것보다는 조금씩 해서 따뜻할 때 바로바로 먹는 것이 맛도 좋다. 맛만 좋은 것이 아니라 영양도 풍부하다.

> 사람이 먹는 음식은 예쁜 모양새 이전에 가장 자연적인 상태를 유지하는 것이 더 중요하다. 음식의 가치는 사람의 입으로 들어가 영양이 우리 몸에 제대로 흡수되는 데 있기 때문이다.

특히 기름을 사용한 음식은 조리해서 바로 먹는 것이 안전하다. 전이나 튀김 등 기름을 사용한 음식을 나중에 전자레인지를 사용해 데우게 되면 발암물질의 양이 수십 배로 증가하게 되기 때문이다.

결국 음식은 조금씩 간단하게 조리해서, 작은 그릇에 조금씩 담아, 만든 즉시 바로 먹는 것이 우리 몸에 가장 좋은 길이라 할 수 있다.

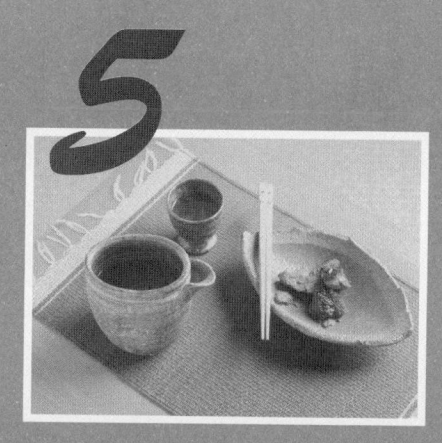

5

몸과 마음에 좋은
건강 레시피

통곡식의 영양 그대로 먹기

현미잡곡밥 짓기

❶ 현미와 현미찹쌀은 따로 섞어두었다가 그 비율을 조절한다.

❷ 현미와 현미찹쌀에 차조, 차수수, 율무, 통보리, 기장 등 잡곡 중에 3가지 이상을 섞어둔다.

❸ 콩은 살짝 불리고 팥은 터지지 않게 삶아 냉동실에 보관한다.

❹ 현미를 60~70% 정도로 하고 나머지를 잡곡으로 해서 1시간 이상 불린다. 압력솥을 사용하는 경우에는 팥은 삶지 않아도 되고 콩과 잡곡도 불리지 않아도 된다.

❺ 불린 통곡을 압력솥에 넣고 콩과 팥을 위에 얹은 다음 물을 1.5배 이상 되게(손두께만큼 넉넉히) 부어 밥을 짓는다.

현미오곡죽 쑤기

❶ 현미잡곡밥을 지을 때와 같은 비율로 통곡을 섞어 1시간 이상 불린다.

❷ 불린 현미잡곡을 믹서에 간다.

❸ 다시마, 멸치, 표고가루, 무, 양파, 양배추, 당근, 감자, 마늘 등을 넣고 야채탕을 끓인다.

❹ 현미와 잡곡의 양의 6배에 해당하는 야채탕에 믹서에 간 오곡을 넣고 죽을 쑨다.

❺ 마지막으로 소금이나 간장, 새우젓 등으로 간을 한다.

몸에 좋은 천연조미료 만들기

야채탕 만들기

❶ 무 1/4개(잘게 썰어 준비하고, 썰어서 말려두어도 무방), 양배추 작은 것 반 통, 표고버섯 5장 또는 표고버섯가루 2스푼, 양파 2개, 당근 2개, 마늘 1통, 무청 반 개분(살짝 데치거나 쪄서 그늘에 건조하여 사용해도 무방), 다시마 반 줄기, 우엉 반 개, 국물용 멸치나 멸치가루 등을 준비한다. 이외에도 집에 있는 다른 채소를 모두 사용할 수 있다.

❷ 재료를 통째로 크게 썰어 채소 부피의 3배 정도의 물을 붓고 끓인다.

❸ 끓기 시작하면 불을 약하게 하여 1시간 정도 조린다.

❹ 병에 담아두었다가 수시로 음료 대용으로 마셔도 좋고 국이나 찌개에 사용한다.

❺ 많은 양을 더 진하게 조려 얼음케이스에 넣고 냉동실에 얼린 다음 국이나 찌개, 이유식, 죽을 쑬 때 한 쪽씩 넣어서 사용하면 훌륭한 천연양념이 된다.

야채간장 만드는 법

❶ 다시마 5줄기, 양파 5개, 양배추 반 통, 무 1개, 표고버섯 20장, 흰콩 5컵, 검은콩 5컵, 물 5컵을 준비한다.

❷ 흰콩과 검은콩에 물 5컵을 넣고 압력솥에 푹 삶아 국물만 받는다.

❸ 콩을 삶아낸 국물에 나머지 재료를 넣는다.

❹ 뚜껑을 열고 색깔이 진해질 때까지 졸인다.

❺ 졸일 때 천일염을 넣어 졸인다. 소금의 양은 사용용도와 보관기간에 따라

적절하게 한다.

❻ 이렇게 만든 야채간장을 완전히 식힌 후 뚜껑이 있는 병에 담아 냉장고에 보관하며 필요할 때마다 조금씩 사용한다.

섬유질이 풍부한 채소류 반찬 만들기

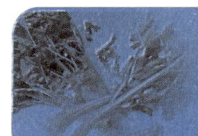

연근·우엉조림

❶ 연근과 우엉은 껍질을 벗기고, 연근은 가로로, 우엉은 세로로 얇게 저며 물에 담가 아린 맛을 제거한다.

❷ 야채탕에 간장과 조청을 넣고 우엉과 연근을 넣는다.

❸ 한 번 끓으면 불을 줄여 약한 불에서 쫀득해질 때까지 오랜 시간 조린다.

❹ 마지막에 잣이나 참깨를 넣는다. 길게 썰어 조려 놓은 우엉은 김밥에 햄과 소시지 대신 사용해도 훌륭한 맛을 낼 수 있는 좋은 김밥 재료이다.

감자·채소샐러드

❶ 감자는 얇게 채썰어 소금을 넣은 끓는 물에 살짝 데쳐낸 다음 집에서 만든 두부땅콩소스 등에 버무려 먹거나 참기름과 참깨 정도를 넣고 버무려서 먹어도 좋다.

❷ 양배추, 양파, 피망, 당근, 오이, 브로콜리, 푸른잎 채소 등에 원하는 소스를 넣고 버무려 먹는다.

감자·고구마조림

❶ 굵게 썬 감자에 적당량의 야채탕을 넣는다.

❷ 간장과 조청을 넣어 윤기나게 조린 다음, 고춧가루, 통깨, 파, 마늘, 참기름을 넣고 버무린다. 고구마조림도 똑같은 방법으로 할 수 있다.

고소한 콩류식품으로 다양한 반찬 맛보기

된장찌개·청국장찌개 끓이기

❶ 야채탕에 바지락이나 해물을 넣어 끓인다.

❷ 된장이나 청국장을 풀고 취향에 따라 고추장을 조금 더 푼다.

❸ 버섯(어떤 종류를 넣어도 좋다), 무, 양파, 호박, 감자 등 채소를 넣어 끓인다.

❹ 야채를 먼저 끓이다가 마지막에 된장과 청국장을 넣어 살짝 끓여 먹으면 발효식품에 들어 있는 유산균의 효과를 더 볼 수 있다.

❺ 마지막에 마늘과 파, 두부 등을 넣고 끓인다.

두부조림·두부찜

❶ 두부를 저며 약간의 미강유나 들기름을 두른 프라이팬에 지져낸다.

❷ 야채탕에 간장, 파, 마늘, 깨소금, 고춧가루, 후춧가루, 약간의 조청을 넣어 양념장을 만든다.

❸ 냄비에 부쳐낸 두부를 깔고 양념장을 얹는다.

❹ 약한 불에 조려낸다.

❺ 기름에 부치지 않은 두부에 야채탕과 간장, 파, 마늘, 고춧가루, 깨소금 등을 넣고 두부찜을 해먹어도 좋다.

두부부침

❶ 저민 두부를 기름에 부쳐내고 양념장을 끼얹어 먹는다.

❷ 두부의 물기를 꼭 짜서 소금과 후춧가루, 깨소금으로 간을 하고 통밀가루나 우리밀가루를 넣고 달걀을 풀어 먹기 좋게 떠내어 프라이팬에 부쳐낸다.

콩비지 끓이기

❶ 흰콩을 하룻밤 불려 믹서에 간다.

❷ 냄비에 야채탕을 넣고 끓이다가 간 콩을 넣고 눌어붙지 않게 저어가며 약한 불에서 끓인다.

❸ 간장에 파, 다진 마늘, 깨소금, 참기름 고춧가루, 후춧가루 등을 넣어 양념장을 만든다.

❹ 먹을 만큼의 콩비지를 떠서 먹기 직전에 양념장을 넣는다.

❺ 야채탕에 푹 익은 김장 김치를 썰어 넣거나, 채 썬 무를 고춧가루와 함께 넣고 끓이다가 간 콩을 넣어 얼큰한 콩비지찌개를 끓여 먹을 수도 있다.

콩국·두유 만들기

❶ 콩을 하루 정도 물을 바꾸어가며 불린다.

❷ 물을 끓인 후 끓는 물에 불린 콩을 넣고 다시 끓기 시작하면 10~15분 정도 더 끓인 다음 불을 끄고 식힌다.

❸ 한 번에 먹을 분량만큼 비닐봉지에 삶은 콩과 끓인 물을 함께 국자로 퍼서 넣고 공기를 제거한 후 냉동실에 보관한다.

❹ 먹기 하루 전에 봉지 하나를 냉장실로 내려서 해동한 다음 약간 얼어 있는 것을 설탕과 소금은 넣지 않고 생수를 넣어 믹서에 갈아 마신다.

❺ 물의 양과 먹는 양은 개인 취향에 따라 조절하면 된다.

❻ 먹을 때마다 콩을 삶아 갈아서 먹으면 더욱 좋다.

풍부한 바다의 영양, 해조류 섭취하기

다시마조림

❶ 야채탕에 다시마를 썰어 넣고 불린다.
❷ 여기에 간장과 조청을 넣고 쫀득해질 때까지 조린다.
❸ 잣이나 땅콩, 호두를 넣어 함께 조려도 좋다. 마지막에 참깨를 뿌려 먹는다.

김파래무침

❶ 김과 파래를 살짝 구워 부수거나 굽지 않은 김을 잘게 자른다.
❷ 간장, 조청, 참기름을 넣고 무친 다음 마지막에 잣가루나 참깨를 뿌린다.

다시마환 만들기

❶ 농수산물시장이나 유기농산물 공급업체를 통해 두껍고 까만 자연산 다시마를 구입한다.
❷ 깨끗하게 삶은 행주를 꼭 짜서 다시마를 닦는다.
❸ 다시마가 부서질 때까지 햇빛에 바짝 건조한다.
❹ 꿀, 또는 찹쌀풀을 쑤어 다시마와 함께 한약 제분소에 가지고 가서 녹두환 크기로 환을 만든다.
❺ 바짝 건조시켜 바람이 통하는 자루에 보관한다.
❻ 식사 때마다 한줌씩 먹는다.

밥상의 즐거움, 생선 먹기

생선조림

❶ 냄비에 두껍게 썬 무를 깔고 토막낸 생선을 얹는다.
❷ 야채탕에 간장과 양파, 파, 마늘, 후춧가루, 고춧가루, 약간의 조청 등을 넣고 양념장을 만든다.
❸ 생선이 담긴 냄비에 양념장을 얹어 조려낸다.

생선구이

❶ 조림용이든 구이용이든 생선은 모두 생물로 구입한다. 구이를 할 생선은 더더욱 신선해야 맛이 있다.
❷ 구이를 할 생선은 좋은 소금, 천일염에 적당히 절인다.
❸ 소금간이 덜된 구운 생선은 간장 소스에 찍어 먹어도 된다.
❹ 생선을 구울 때는 기름을 사용하지 않고 구워낼 수 있는 프라이팬을 사용하는 것이 좋다. 팬이 뜨거울 때 생선을 올리고 한쪽 면이 완전히 익은 후에 뒤집어서 다른 면도 노릇하게 굽는다.

생선살채소볶음

❶ 생선살을 발라 소금과 후추로 밑간을 해놓는다.
❷ 양배추, 호박, 당근, 피망, 양파, 버섯 등을 큼직하게 썰어 소금, 참기름, 굵게 썬 파, 후추 등으로 버무린다.

❸ 프라이팬에 채 썬 마늘을 넣고 볶다가 버무려놓은 채소를 넣고 볶는다.
❹ 마지막에 생선살을 넣어 익으면 참깨를 뿌려서 낸다.

잔멸치볶음·멸치무침
❶ 멸치는 프라이팬에 살짝 볶아낸다. 혹은 그냥 손질만 해서 써도 된다.
❷ 프라이팬에 약간의 기름을 두르고 굵게 저민 마늘을 먼저 볶는다.
❸ 여기에 조청과 간장을 넣고 달구어지면 멸치를 넣은 뒤 바로 불을 끄고 참깨를 뿌린다.
❹ 참기름, 깨소금, 미강유, 조청을 넣은 고추장에 멸치를 무쳐내기도 한다.

굴전
❶ 굴을 소금물에 씻어 후추로 밑간을 한다.
❷ 굴에 우리밀가루를 묻힌 후 달걀물을 입혀 부쳐낸다.

버섯반찬으로 면역력 키우기

버섯전골
① 야채탕에 해물을 넣고 고춧가루를 풀어 끓인다.
② 양배추, 무, 양파, 호박 등 집에 있는 채소와 버섯을 넣고 끓인다.
③ 마지막으로 두부와 다진 마늘, 굵게 썬 파 등을 넣는다.

버섯채소볶음
① 버섯은 살짝 데쳐 먹기 좋게 썰거나 찢어놓는다.
② 약간의 기름을 두르고 양파, 당근, 피망이나 풋고추 등을 볶다가 버섯을 넣고 볶는다.
③ 다진 마늘과 파, 깨소금을 넣고 소금과 후추를 넣어 간을 한다.

버섯채소전
① 버섯은 데쳐 썰어놓거나 찢어둔다.
② 양파, 당근, 피망이나 풋고추 등을 먹기 좋은 크기로 채 썰어 버섯과 함께 소금과 후추로 밑간을 한다.
③ 우리밀가루를 묻혀 수분을 제거한 후 달걀물을 입힌다.
④ 기름을 두른 프라이팬에 숟가락으로 떠가며 먹기 좋은 크기로 부쳐낸다.

견과류를 반찬으로 즐기기

땅콩·호두·잣조림

① 볶지 않고 속껍질이 남아 있는 땅콩이나 호두를 구해 삶아낸다.

② 삶아낸 것에 다시 적당량의 물을 붓고, 간장과 조청을 넣은 후 약한 불로 조린다. 잣은 통째로 마지막에 넣어서 살짝 조려낸다.

③ 우엉이나 연근을 함께 넣어 조려도 좋다. 단, 땅콩이나 호두, 잣은 오래 안 끓여도 되므로 우엉이나 연근을 먼저 조린 후 넣도록 한다.

④ 잣은 모두 껍질이 벗겨진 상태로 유통되므로 구입할 때 유통기간을 확인하고 조리과정에서도 맨 마지막에 넣는다.

⑤ 기호에 따라 먹을 때 참깨를 뿌려 먹어도 좋다.

소스에 견과류 이용하기

① 호두, 땅콩, 잣 등을 믹서에 갈거나 작은 절구에 찧어 간장소스나 된장소스, 두부소스 등에 사용한다.

② 소스를 되직하게 해서 먹을 때는 갈지 않고 통째로 사용해도 된다.

③ 해바라기씨나 호박씨, 아몬드 등 다양한 견과류를 사용하는 것도 좋겠지만 모두 수입한 것들이기 때문에 유통과정과 산패 여부를 확인한다.

④ 볶아서 소금을 뿌렸거나 튀기거나 조리해서 유통되는 것은 사용하지 않는다.

여러 가지 소스 만들기

두부땅콩소스

❶ 두부는 꼭 짜서 믹서에 갈고 땅콩도 믹서에 굵게 간다.

❷ 간 두부와 땅콩을 섞고 소금, 식초나 혹은 레몬, 조청 혹은 꿀 등을 취향에 맞게 넣어 소스를 만든다.

마요네즈소스

❶ 반 컵 정도의 미강유를 준비한다.

❷ 달걀 노른자 1개에 소금 1/4스푼, 식초 1/2스푼을 넣고 함께 젓는다.

❸ 준비한 미강유를 2스푼씩 떠 넣어가며 계속 젓는다.

❹ 식초 1/2스푼을 더 넣고 남아 있는 미강유를 모두 넣어 천천히 젓는다. 미강유를 천천히 넣고 젓는데, 젓는 속도에 따라 마요네즈의 점도가 좋아진다.

참다래양파사과소스

❶ 참다래 5개와 양파 1개, 사과 1개를 큼직하게 썬다.

❷ 위의 재료를 믹서에 넣고 식초와 약간의 꿀이나 조청을 넣고 간다.

간장소스

❶ 간장에 무즙이나 양파즙, 과일즙을 넣는다.

❷ 거기에 조청이나 꿀, 식초, 청주, 참기름 등을 넣어 만든다. 땅콩가루나 잣가루 등을 섞어도 좋다.

고추장·된장소스
❶ 고추장이나 된장에 무즙이나 양파즙, 과일즙, 청주, 참기름, 깨소금 등을 넣어 묽게 만든다.
❷ 다진 마늘과 파 등을 넣어 사용해도 된다.
❸ 잣가루나 땅콩가루를 넣어 먹으면 맛도 좋고 영양도 좋아진다.

부록

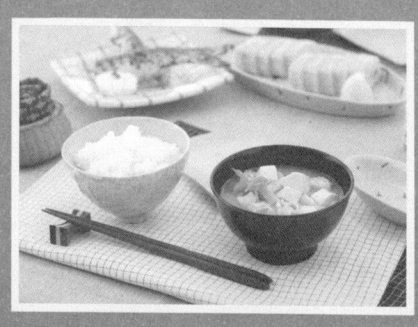

외식을 할 때는 이렇게 하자

외식을 할 때는 이렇게 하자

1 외식을 자주 하는 경우라면 '밥'을 선택한다

대부분의 사람들은 외식을 하게 되면 평소 집에서 먹지 못하거나 요리할 수 없는 것을 찾게 된다. 어쩌다 한 번 하는 외식이라면 그래도 괜찮겠지만, 외식을 자주 하거나 하루 중 점심이나 저녁 한 끼를 밖에서 해결해야 하는 경우라면 밥 위주의 식단을 선택하는 것이 좋다. 빵이나 국수, 햄버거, 피자, 분식에는 보이지 않는 설탕과 소금, 화학 첨가물들이 많이 들어가 있다. 뿐만 아니라 지방 섭취도 늘어나게 되고 알레르기를 유발하는 물질에도 쉽게 노출되게 된다.

또한 분식 위주의 식사가 한두 번에 그치는 것이 아니라 습관이 되어버리면 건강상의 문제를 일으키게 된다. 외식을 할 때도 밥을 먹어야만 하는 이유는, 밥을 든든하게 먹어야 다른 음식에 대한 욕구가 생기지 않아 간식을 줄이거나 아예 안 먹을 수 있기 때문이다. 그리고 그래야만 위에도 휴식을 줄 수 있고 체중조절도 쉽게 할 수 있다.

2 고깃집에 가더라도 고기는 반드시 밥과 함께 먹는다

한 마디로 고기를 다 먹은 후에 밥을 먹는 것은 건강을 잃는 지름길이라 할 수 있다. 고기 먼저 먹는 것은 밥의 중요성을 무시하는 처사이다. 고깃집에 가더라도 고기는 밥과 함께 반찬 정도로만 먹도록 하자. 단지 상추나 깻잎 몇 장 먹으면서 육류의 피해에서 벗어날 수 있다고 생각하는 것은 오산이다. 보다 중요한 것은 고기 먹는 횟수와 양을 줄이는 것이다.

3 탕이나 국물 섭취는 되도록 피한다

탕이나 찌개, 국류는 지방과 염분 함량이 높다. 특히 음식점의 국물요리에는 화학조미료를 많이 사용하는데, 이것은 화학물질의 피해뿐만 아니라 소화액을 희석시켜 소화기능과 흡수기능을 떨어뜨리는 역할을 한다. 따라서 밖에서 밥을 먹을 때 국물요리를 먹는 경우라면 숟가락으로 떠먹는 정도에서 그치고, 국물에 밥을 말아서 먹거나 국물이 맛있다고 밥을 두 그릇씩 먹는 행동은 피하는 것이 좋다. 또 국물요리라 해도 고기, 소시지, 햄을 사용한 찌개나 국은 되도록 삼가는 것이 좋다.

4 가급적 기름을 덜 사용한 음식을 선택한다

외식을 할 때 집에서보다 더 많이 섭취하게 되는 것이 바로 튀긴 음식과 기름을 사용한 음식들이다. 아무리 식물성 기름을 사용했다고 해도 마가린을 사용한 음식은 버터를 사용한 음식보다 더 나쁘다. 또한 음식점에서는 기름을 사용한 음식을 오래 놔두고 판매하기 때문에 산패될 위험이 더 크다. 따라서 신선한 기름으로 막 요리해서 나온 것이 아니면 많이 먹지 않는 것이 좋다. 변질된 식물성 기름을 섭취하는 것은 육류의 포화지방을 섭취하는 것보다 더 나쁘다.

5 화학조미료 맛에서 벗어나도록 한다

사람들이 밖에서 사 먹는 음식 중 맛있다고 하는 음식을 보면 대부분 화학조미료와 소금, 설탕 등을 많이 사용한 음식이거나 기름진 음식이다. 하지만 늘상 외식을 하면서 그런 화학조미료를 많이 섭취하게 되면 몸에 안 좋은 영향을 미치게 된다. 느끼하기보다는 담백하고, 조미료의 맛이 아니라 재료 자체의 맛을 보다 잘 느낄 수 있는 음식을 찾아 먹도록 노력해야 한다.

《밥상을 다시 차리자 ❶》도 함께 읽으시면 더욱 좋습니다.

1장 지금, 우리의 밥상이 흔들리고 있다
밥이 가장 중요하다 | 썩지 않는 밀가루가 이상하다 | 우리를 유혹하는 갓 만들어낸 음식 | 배추밭에 나뒹구는 푸른 배춧잎 | 짭조름한 자반이 생물보다 나을 수 없다 | 콩을 밭에서 나는 고기라 부르지 말라 | 포테이토칩은 감자가 아니라고? | 마요네즈와 케첩에 사로잡힌 우리의 혀 | 과일은 많이 먹어도 괜찮지 않다 | 짠 것을 먹어도 짜다고 느끼지 못하는 현실

2장 무엇이 우리의 밥상을 흔들고 있나
영양을 먹어치우는 대형 냉장고 | 영양소를 파괴하는 전자레인지의 유혹 | 마실 물의 자리를 밀어내는 콜라 | 밥상을 점령한 흰색 | 깨끗한 것에 대한 아주 커다란 착각 | 대형 할인점의 싼 가격과 물량 공세 | 기름이라고 다 같은 기름이 아니다 | '순식물성'에는 '식물성'이 없다?! | 안 들어간 곳이 없는 식품첨가물 | 수입오렌지에 밀려나는 제주도 귤

3장 흔들리는 밥상 위의 아이들
평생 식생활 습관을 좌우하는 어린 시절 밥상 | 아이들의 천국으로 변해버린 슈퍼마켓 | 패밀리 레스토랑은 해답이 아니다 | 학교급식 이대로는 안 된다 | 저혈당증을 일으키는 빵과 콘플레이크 | 섬유질을 찾아볼 수 없는 아이들의 식사 | 주식의 자리를 대신하는 간식 | 인스턴트와 가공식품의 끝없는 유혹

4장 잘못된 식생활로 신음하는 아이들
씹지 않고 음식을 삼키는 아이들 | 설탕에 절어 떨어지는 면역력 | 성장을 방해하는 잦은 감기 | 갈수록 심해지는 알레르기 | 편식과 육식 위주의 식사가 불러온 빈혈 | 활발한 것과 과잉행동장애는 다르다 | 키는 크지만 뼈는 약한 아이들 | 해마다 늘어나는 소아비만

5장 생명이 숨쉬는 밥상을 차리자
영양은 수치로 나타낼 수 있는 것이 아니다 | 잘 먹고 잘 싸고 잘 자야 건강하다 | 먹는 것이 곧 병이 되는 시대 | 먹는 음식에 따라 몸의 성질이 바뀐다 | 몸이 보내는 경고를 무시하지 말자 | 내 안의 치유력으로 질병을 치료하자 | 생명을 살리는 생명의 밥상을 차리자

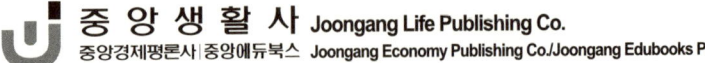

중앙생활사 Joongang Life Publishing Co.
중앙경제평론사 | 중앙에듀북스 Joongang Economy Publishing Co./Joongang Edubooks Publishing Co.

중앙생활사는 건강한 생활, 행복한 삶을 일군다는 신념 아래 설립된 건강·실용서 전문 출판사로서 치열한 생존경쟁에 심신이 지친 현대인에게 건강과 생활의 지혜를 주는 책을 발간하고 있습니다.

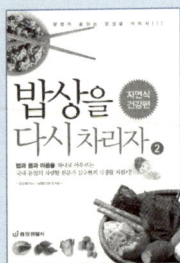

밥상을 다시 차리자 ❷ 〈자연식 건강편〉

초판 1쇄 발행 | 2006년 11월 30일
초판 4쇄 발행 | 2011년 8월 12일
개정초판 1쇄 발행 | 2014년 2월 27일
개정초판 2쇄 발행 | 2018년 1월 15일

지은이 | 김수현(SuHeon Kim)
펴낸이 | 최점옥(JeomOg Choi)
펴낸곳 | 중앙생활사(Joongang Life Publishing Co.)

대　표 | 김용주
편　집 | 한옥수·유라미
디자인 | 박근영
마케팅 | 김희석
인터넷 | 김희승

출력 | 케이피알　종이 | 한솔PNS　인쇄·제본 | 현문자현

잘못된 책은 구입한 서점에서 교환해드립니다.
가격은 표지 뒷면에 있습니다.

ISBN 978-89-6141-119-6(14510)
ISBN 978-89-6141-120-2(전2권)

등록 | 1999년 1월 16일 제2-2730호
주소 | ⓤ 04590 서울시 중구 다산로20길 5(신당4동 340-128) 중앙빌딩
전화 | (02)2253-4463(代)　팩스 | (02)2253-7988
홈페이지 | www.japub.co.kr　블로그 | http://blog.naver.com/japub
페이스북 | https://www.facebook.com/japub.co.kr　이메일 | japub@naver.com

♣ 중앙생활사는 중앙경제평론사·중앙에듀북스와 자매회사입니다.

Copyright ⓒ 2006 by 김수현
이 책은 중앙생활사가 저작권자와의 계약에 따라 발행한 것이므로 본사의 서면 허락 없이는 어떠한 형태나 수단으로도 이 책의 내용을 이용하지 못합니다.

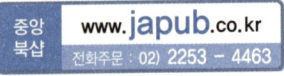

※ 이 도서의 국립중앙도서관 출판시도서목록(CIP)은 서지정보유통지원시스템 홈페이지(http://seoji.nl.go.kr)와 국가자료공동목록시스템(http://www.nl.go.kr/kolisnet)에서 이용하실 수 있습니다.(CIP제어번호:2013022432)

중앙생활사에서는 여러분의 소중한 원고를 기다리고 있습니다. 원고 투고는 이메일을 이용해주세요. 최선을 다해 독자들에게 사랑받는 양서로 만들어 드리겠습니다. 이메일 | japub@naver.com